食材搭配宜忌百科

不舒服，用吃的好得快

跟著日本漢方藥劑師
學7日懶人保養法
活得健康還能減齡享瘦

漢方養生達人
杉山卓也／著　曾家琦／譯

林恭儀／審訂
中醫COVID-19防疫專家

分辨自身症狀、徵候
輕鬆吃出健康好體質

傳統中醫正在經歷史無前例的大變革，特別是在 2008 年起，世界衛生組織決定將傳統醫學納入 ICD-11 中之第二十六補充章節；並在 2019 年 5 月由各國委員專家審查通過，把中醫醫學專有名詞列入 ICD-11 國際疾病診斷編碼分類中，堪稱是傳統醫藥重返聯合國等級的重要大事，讓中西醫學在現代科學語言上，得以激盪正式交流。

很高興遠在日本海外的杉山卓也藥師，也是熟稔漢方的藥劑師，有此共識，願意以深入淺出的時食養生觀念，結合傳統醫學診斷學理論的臟象學說（the theory of Visceral Activities），與衛氣營血辨證（categorical identification in terms of Wei，Qi，Ying and Blood Systems）理論，來教導民眾分辨自身體質、症狀與徵候，輕鬆地吃，健康安全地保養顧惜自己的身體。

內文不僅涵蓋女男性別常見的身體不適警告症狀，更在病因、不同臟象症候保養上、給予飲食衛教與營養學上的健康須知與小撇步，是相當實用的食材建議，讓都市中繁忙的各個族群，都有一定的活化健康與調整體質的難得機會。

由於國內的傳統醫學專有名詞基本教育並不完整，為了避免與現代醫學的專有名詞混淆，在此也特別說明，中醫的肝臟象與現代醫學的肝臟並不等同，其他的心、脾、腎、胃等、血等，也請大家以傳統醫學的定義來理解，書中提及相關內容便不再贅述。

養生與健康促進，一直是上工治未病與「渥太華健康促進憲章」（Ottwa Charters）最重要的初心，惟願閱讀本文的健康養生愛好者，都在本書中以傳統與科學的方式找到改變生活方式的動能，達到自己理想健康的最佳狀態。

台大預防醫學 &
中醫 COVID-19 防疫專家
林恭儀

關於漢方養生
飲食決定你的健康

大家好，我是漢方藥劑師杉山卓也。

所謂的漢方藥劑師，顧名思義是指主要提供漢方，以本草食藥作為處方的藥劑師。在日本的漢方藥局不僅僅只是提供中藥材而已，我們也會針對飲食、生活作息提出相對應的合適建議。

在日本的漢方醫學所秉持的觀念，最要緊的是打造一個不容易生病的身體，因此不僅講究對症下藥消除不適，更要從引起身體不舒服的根源「調養」起，對生活習慣的調整、對三餐吃食開始改變，好減少發生不適的機率，對此提供諸多建議。

對於健康有兩大重要原則：

原則 1：無論是吃的或喝的，攝取進身體的東西，是要能生成營養，能在身體四處循環流通，供給給全身使用。

原則 2：少去碰觸對身體無益、沒有必要的東西。

也就是說，關乎健康，吃可以吃的食物，不吃不能吃的食物。至於怎麼吃才好，跟著體質、身體狀態以及配合季節調整，效果自是看得見。因此多了解想吃的食物背後它的營養功效，針對自己當下身體狀況攝取適當飲食，自然

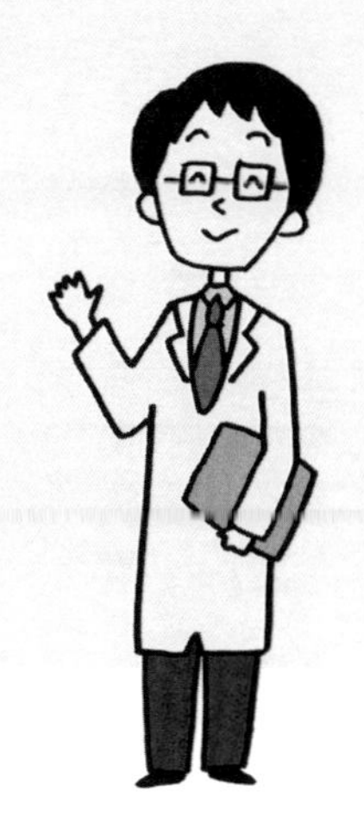

而然可漸漸改善不適症狀。

現在的社會，生活實在過於便利，吃穿用度要什麼有什麼，更不用說吃食，變得超容易取得，就因為過於方便，使得生活與飲食的平衡點失衡，身體不適的人也因此逐漸增加。

換句話說，也因為生活在物資過於豐富的環境，對飲食、睡眠與運動，與健康息息相關的三大要事充耳不聞，而想要改善身體不適，最佳途徑是回頭檢視對健康好的生活習慣，自己保持了那些，有害健康的事，自己是否能不碰就不碰。

「遇到身體不舒服，只管吃藥就好」未必說的都對，而是要有正確的健康知識與觀念，並且多多了解自身的身體狀況，自己的健康自己掌握。

這本書裡介紹了改善身體不適的飲食方法，而且裡邊提到對身體好的食材，都是可在超商、市場或超市就近買得到。為了能舒緩調整身體不舒服，或許我們可藉這機會，讓自己好好想想每天的飲食究竟對健康是有害還是有益。

漢方藥劑師　杉山卓也

導讀

作者序

第 1 章　時食養生　改善身體不適

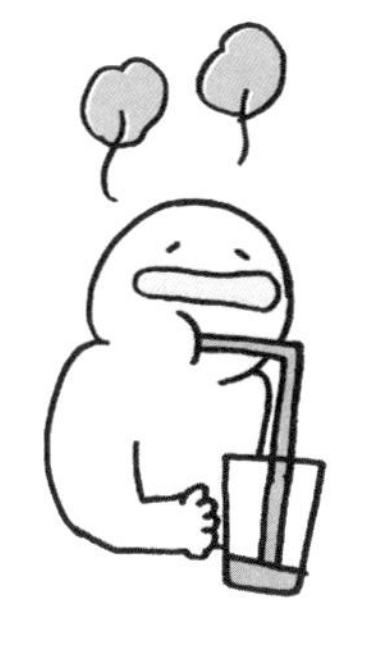

第 2 章　找出誘發不適原因　對症緩解

胃腸道、消化系統的不適症狀解答

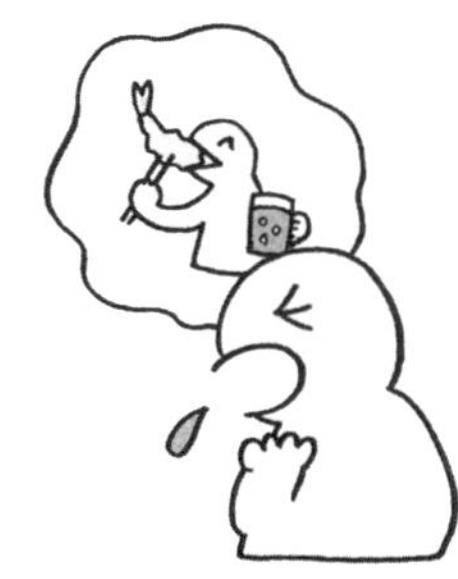

慢性病的不適症狀解答

過敏引起的不適症狀解答

身心精神層面的不適症狀解答

預防保健與免疫相關的不適症狀解答

其他不適症狀解答

第 3 章　消除不適　菜吃對就 OK！

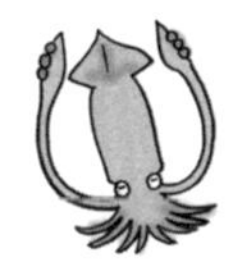
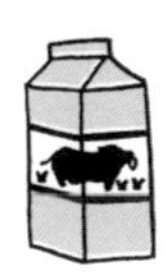
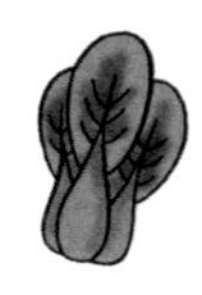

第 4 章　7 天懶人保養　漸進式飲食激活健康

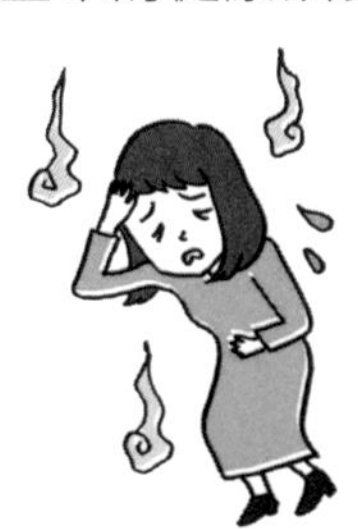

第 1 章

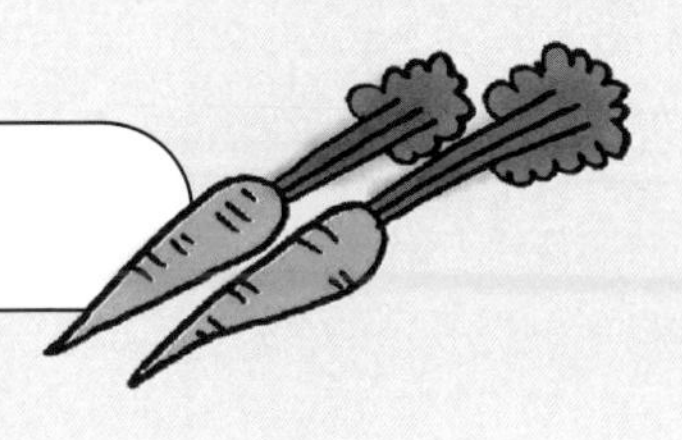

時食養生 改善身體不適

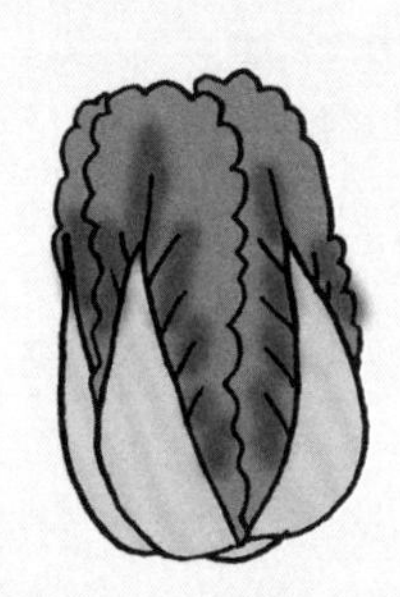

藉由日本漢方傳統醫學來一一檢視，為什麼以食養生可以改善身體不適，同時還要告訴你身體組織運作以及引起不適的外部刺激原因有哪些，不妨用來和自己的身體狀況對照看看，是不是也這樣。

另外提供「身體狀態診斷」檢測清單，可先行自我比對，在正式進行以食養生之前，了解一下自己是哪一種喔！

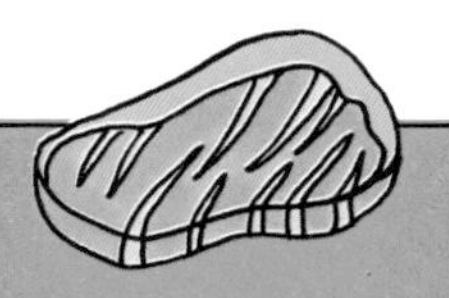

改善身體不適可以用吃的

不舒服出現之前的預防保健格外重要！

出現頭痛、肚子痛等症狀時，會選擇吃藥或去醫院手術移除受影響病變的部位，我們稱這樣的處置是對症療法。這種根據當下病情所引起的疼痛或不適，做出治療，但並不是針對疾病的根去解決，是治標不治本。比起病痛臨身再去醫治，提前養成不會引起不適的康健身體，會來得更好些。

在傳統醫學，會把在疾病生成前、還沒出現明顯病症的狀態叫做「未病」，主打防範疾病發生。而未病是可以預防的嗎？這是可行的！你的飲食生活習慣就是關鍵。

為什麼靠養生飲食會有效治本？

養生意即「保持著健康狀態」，「以食養生」就是利用吃的東西來調養身體康健的方法。簡單來說，生活中得多留意攝取「必要食材」、以及避開「需避免食用的食材」。

從中醫角度來看身體健不健康，在於體內營養狀態有無達到平衡。為了擁有少病少痛的健康身體，我們必須補充體內不足的營養素。雖然可以透過營養品、生藥等補給營養，其實也可以從在便利商店或超市就能買到的蔬菜、肉類、魚類等食材獲取不足的養分。

畢竟吃是生活的一部分，不管是今天想吃顆蘋果、還是覺得有點貧血得吃點豬肝補血，從中獲得養生效果相對輕而易舉多了。

想要健康會需要避開的 NG 地雷飲食

要避開的飲食是指可以吃但吃多了會有損身體健康的食物，有以下 7 種：

1. 油膩食物
2. 甜食
3. 重口味
4. 冷食
5. 生食
6. 不好消化的食物
7. 刺激性飲食（太辣的食物等）

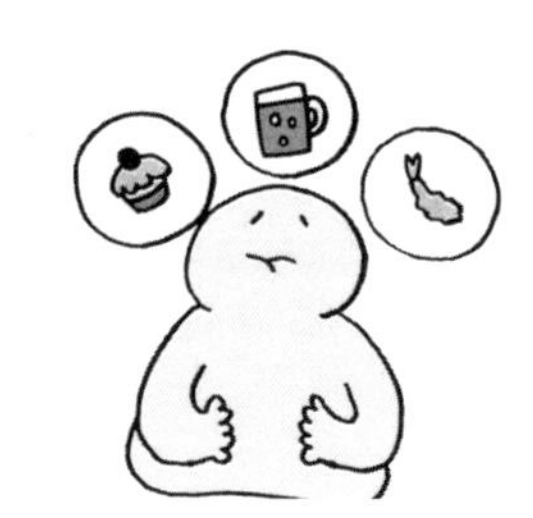

以日本人而言，因為容易對胃腸機能造成太大負擔，所以飲食上會需要避開。

五臟中的脾（主導消化系統運作、製造營養的器官）怕濕氣，因此在濕度高的日本，有很多人脾弱，如果吃喝過多對胃腸機能造成太大負擔的食物，會讓脾的運作機能愈來愈差。

為保護製造輸出營養的重要器官，還是盡量少吃這些地雷食物吧！

為了不造成身體不適，請試著不去碰「需避開食材」，好好養成對自己健康有益的飲食生活習慣！

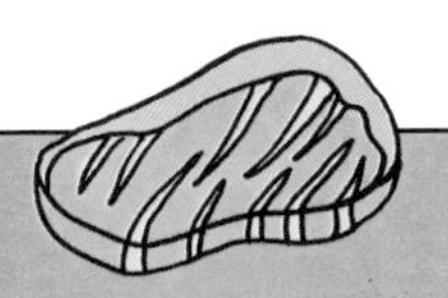

生命活動必備的能量要素

傳統醫學的觀點，生命活動得以進行延續，是由「氣」、「血」、「水」3大要素與其根源的「精」，共四種能量要素所支持，體內這些要素要能夠充足，且循環順暢，方可維持身體健康。換句話說，當體內氣、血、水不足、循環不良時，不適症狀便會出現。以下整理生命活動所需的能量要素不足，或循環停滯時會產生的一些症狀。

驅動身心靈的動力根本

氣虛 「氣」不足的狀態

原因 先天性虛弱以及慢性疾病消耗、長期積累的疲勞或過度操心煩惱引起。

主要症狀 慢性疲勞、倦怠感、食慾不振、腹瀉、稀軟便、消化吸收機能及新陳代謝低下、臟器鬆弛（內臟下垂及痔瘡等）、運動機能低下等等。

氣滯 「氣」循環不良

原因 臟器機能異常及精神性壓力造成。也有可能是自律神經失調導致。

主要症狀 氣管 、支氣管、從食道到直腸的消化道、膽囊、膀胱、子宮等因過度緊張產生痙攣和逆流，腹脹及腹痛、喉嚨卡卡、噁心、嘔吐、便祕、腹瀉、憂鬱感、焦躁、頭痛、潮熱，月經失調等等。

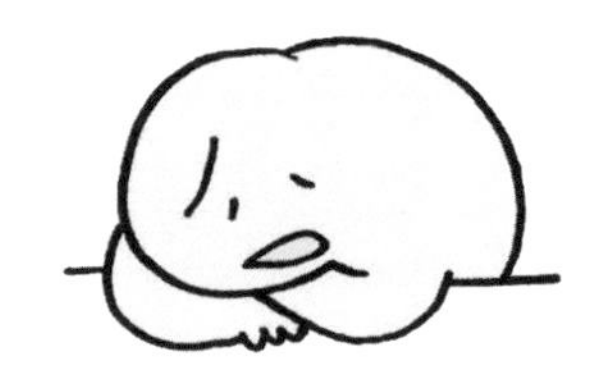

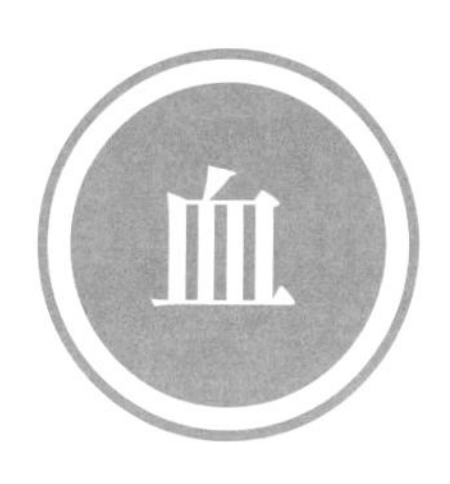

血液本身與血流循環。

負責維持體溫、輸送營養，回收身體廢棄物質。

血虛 「血」不足的狀態

原因 消化系統機能慢性衰退，接受長期性療養等引起的損耗、過勞又或慢性出血等原因。尤其是出血機率多的女性，更容易有血虛現象。

主要症狀 疲勞感、暈眩、頭昏眼花、皮膚乾燥、乾眼症、眼睛疲勞、掉髮、白髮、失眠、月經失調等等。

血瘀 「血」循環不佳

原因

「血」與「氣」長期處於不足的狀態，紊亂的生活作息引起血液混濁或堵塞，這些多是後天造成，也是許多成人病、慢性病的成因。

主要症狀

肩頸僵硬痠痛、頭痛、發冷、潮熱、皮下出血、瘀青、皮膚暗沉、劇烈經痛、經期不順、腫瘤等。

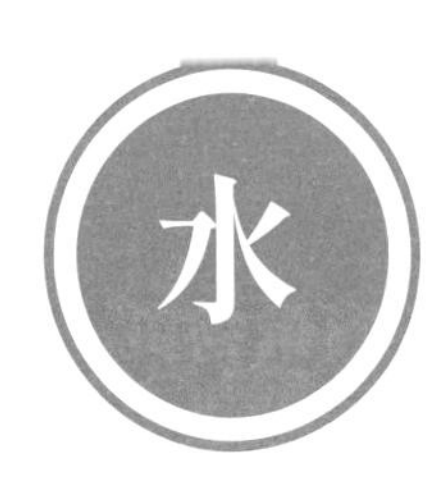

也稱作「津液」，指的是身體中除了血液之外的體液。可以滋潤全身、調節體內過剩的熱，同時也是維持關節靈活活動的潤滑液。

陰虛 體內的「水」不足

原因

主要是因為中暑、腹瀉、嘔吐等引起的脫水症狀，或是伴隨出血、發炎、發燒的慢性疾病，精神持續性亢奮、或老化等因素影響。

主要症狀

口燥咽乾 、肌膚乾燥、尿量減少、便秘、潮熱等等。

痰濕 體內的「水」代謝循環不良

原因　水喝過頭，攝取過多水分，或是腸胃機能虛弱、生活環境溼氣太重等因素引起。

主要症狀　水腫、身體沉重、頭痛、頭脹而沉重、腹瀉、稀軟便、噁心、嘔吐、食慾不振、暈眩、心悸、鼻涕、咳嗽有痰、濕疹、關節痛、關節活動困難等。

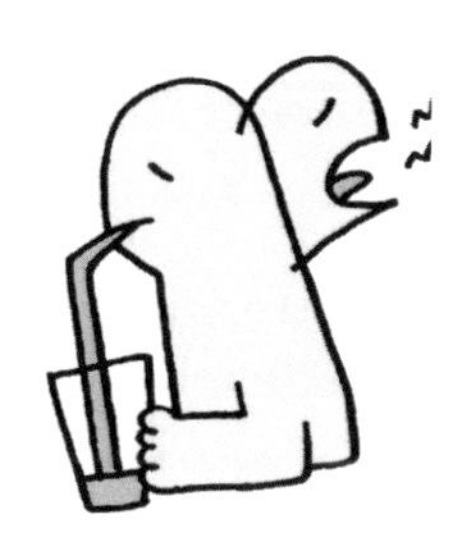

養生小常識 與氣血水息息相關的「精」

「精」與荷爾蒙調節及免疫、造血、生殖等系統機能運作有關，對生長及老化也有顯著影響。

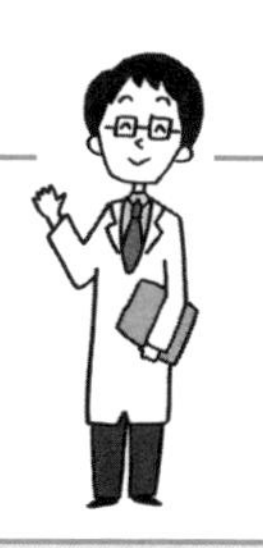

也就是說，**當「氣」、「血」、「水」不足，循環又受堵，身體就會出狀況。所以多了解自己缺乏哪一種，就從那些食物中攝取補充，這樣的時食養生才會發揮事半功倍效果。**

身體不適和
五臟臟象機能運行有關係

傳統醫學依肝、心、脾、肺、腎等五臟臟象，來觀察身體機能運作健康與否。故這裡描述的五臟並非全然為現代醫學所指的五臟器官，而中醫裡的臟器，可以生成與儲備「氣」、「血」、「水」，一旦生命運作的能量要素不足，或是循環停滯，會造成五臟生理機能變差，引發身體不適。透過了解中醫五臟運作和相對應的功能，有助找到不舒服的源頭從哪來。

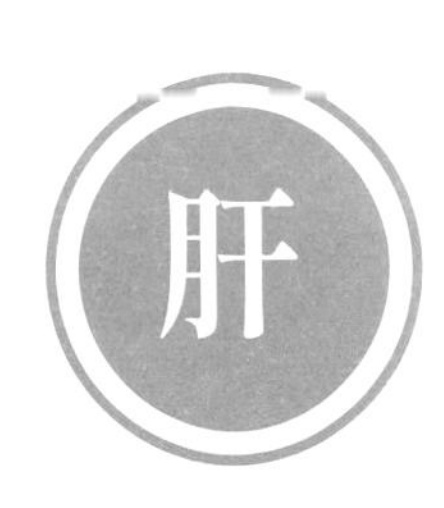

「氣」和「血」進行新陳代謝、儲藏血液的地方。也和自律神經及運動機能運作有關聯。

肝氣鬱結　當「氣」、「血」的新陳代謝受情緒或壓力影響而惡化時就會發生

主要症狀　焦躁、胸悶、腹脹、氣力虛弱等等。

肝火上炎　長期肝氣鬱結導致肝火旺盛，火氣上升

主要症狀　面紅耳赤、眼睛充血、暈眩、耳鳴、頭痛等等。

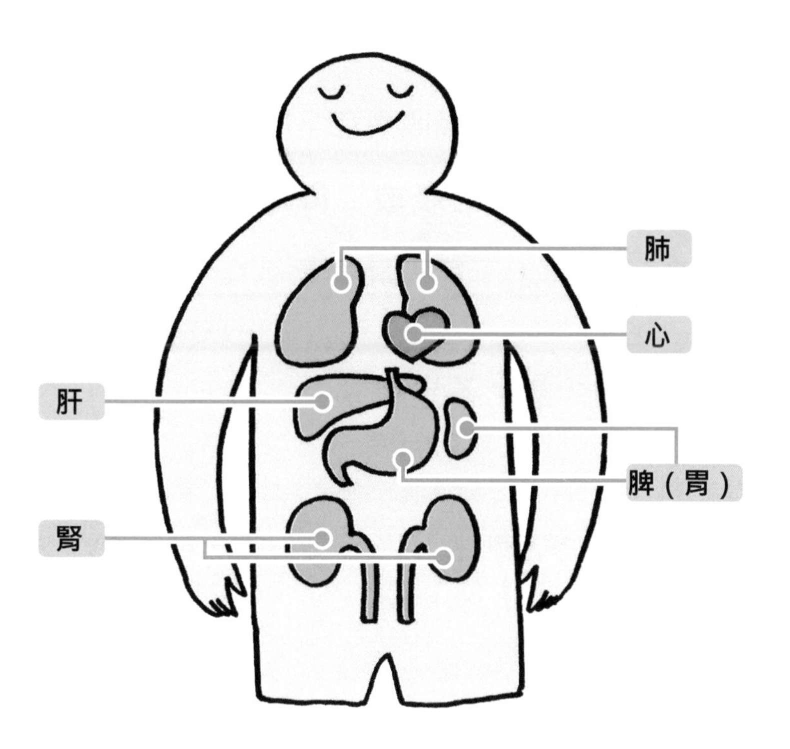

於生理，有如幫浦輸送血液到全身，

於心理，掌控思考、意志、記憶等精神活動。

心氣虛 驅動心運作的「氣」不足導致

主要症狀　心悸、呼吸急促、全身無力、神經衰弱、心律不整、心絞痛等。

心血虛 支持心神方面活動所需的「血」不足所引發

主要症狀　注意力渙散、精神不集中、健忘、心悸、焦慮不安、暈眩、失眠、多夢（經常做夢，尤以恐怖或討厭等負面情緒的惡夢為主）。

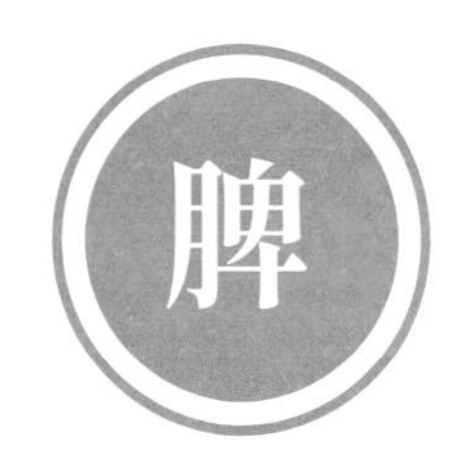

擔當消化吸收角色，掌控消化系統的運作機制。透過消化吸收，得以產生「氣」、「血」、「水」，卻不耐濕氣。

脾氣虛 脾中的「氣」不足導致

主要症狀　食慾不振、飯後腹部腫脹、腹瀉、精神不佳、疲倦、消瘦、皮膚蠟黃等等（除了脾氣虛之外，還有脾陽虛等症狀，統稱脾虛）

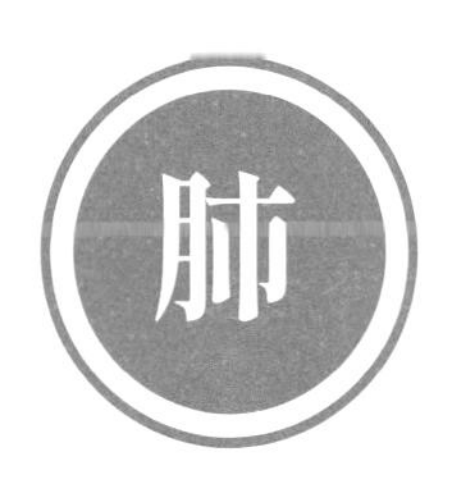

主導觸覺與呼吸機能，促進「氣」、「水」在體內循環。皮膚及黏膜機能也和肺功能有關，而肺對乾燥抵抗力較弱。

肺陰虛 滋潤肺的「水」不足所引起

主要症狀　乾咳、痰中帶血、支氣管炎、皮膚乾燥、聲音沙啞、體重減輕、盜汗潮熱等。

肺氣虛 歸咎於驅動肺功能的「氣」不足

主要症狀　呼吸困難、異常出汗、易疲累、容易受到感染。

管理水分代謝，是五臟中唯一可以儲藏「精」的器官。是左右生殖及內分泌、生長及老化等機能運作的重要推手。

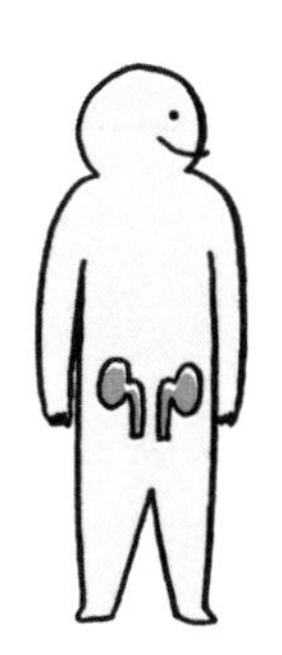

腎陰虛 滋潤腎的「水」不足引起

主要症狀　口乾、低燒、暈眩、耳鳴、盜汗、失眠、夢遺、便秘等。

腎陽虛 腎的「陽氣（熱能）」不足導致

主要症狀　畏寒、精神萎靡、腰痛、下肢浮腫、牙齒鬆動、頻尿、耳鳴等等（腎陽虛和腎陰虛統稱為腎虛）。

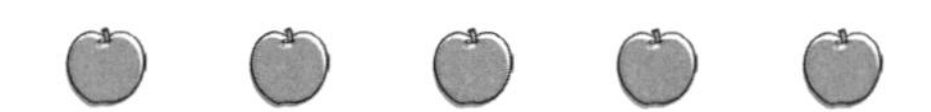

冰凍三尺非一日之寒，**身體不舒服是因為「氣」、「血」、「水」長期不足或停滯積累造成。如果這些小病小痛放著不管，是會逐漸惡化**，等到想從根改善治療又要花更多時間。所以當身體開始有不適現象，可以從對應的症狀去判斷是「氣」「血」「水」哪方面的不足、循環停滯所引起，針對原因再透過食養生及改善生活方式來舒緩調解。

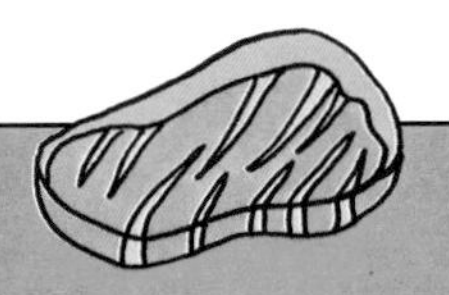

你吃的東西背後的食療功效

是否有聽過吃了蔥和生薑會讓身體變暖和，蛤蜊湯可以有效緩解宿醉這類的事情嗎？實際上，吃這些食材做的料理，的確對身體有著各式各樣的作用及影響喔！**透過了解各種食物的特性，在什麼情況下吃進對的東西，更能加乘提升飲食效果。**

● 理氣作用　調理舒通身心運作的「氣」（能量），亦具有促進腸道蠕動的功能。（腸道蠕動是指反覆收縮舒張，好將消化掉的食物，移動排出體外）

● 利尿作用　改善排尿，排出滯留在體內的多餘水分

● 利水作用　透過增加水分代謝，調節體內水分循環代謝不平衡

● 清熱作用　適度瀉火，將身體過度燃燒、滯留體內的火氣排出。帶有苦味的食材具有此功效

● 解毒作用　分解累積在體內的毒素， 加以代謝

● 溫煦作用　促進血液循環，讓身體產生溫熱感

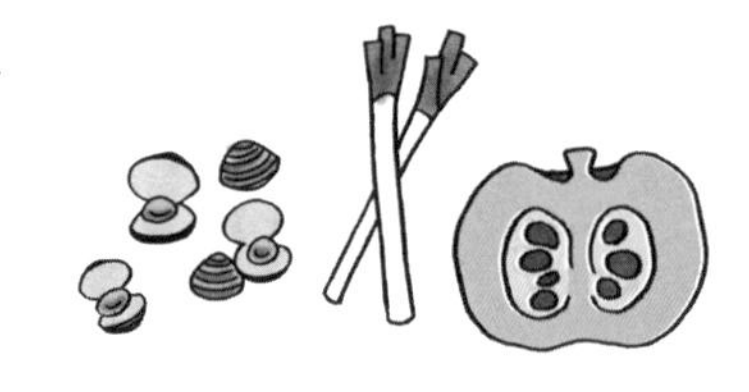

- **補氣作用**　增加「氣」的產量，讓身心活動有足夠能量來源

- **滋陰作用**　補充滋養潤滑身體的陰液「水」

- **補血作用**　補充血液及血液循環流動的「血」的量能，提高造血功能

- **活血化瘀作用**　藉由淨化血液改善血液循環，疏通體內血流堵塞的狀態

- **補腎作用**　改善五臟中的「腎」運轉機能

- **健脾作用**　改善五臟中的「脾」運轉機能

- **養肝作用**　調理「肝」功能

- **補氣健脾作用**　恢復「脾」的運作機制，提高營養消化的吸收與散布，並補充驅動身心運作的「氣」

- **芳香健脾作用**　透過芳香氣味促進腸道蠕動，調理改善胃腸機能

- **養心安神作用**　幫助穩定心神狀態，安定心志

- **強心作用**　增強心臟功能

- **發汗作用**　促進排汗

- **強筋健骨作用**　強化肌肉與骨骼

- **整腸作用**　調整腸道機能

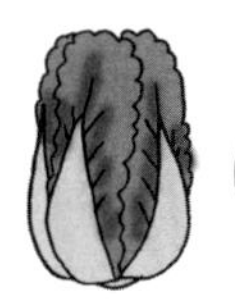
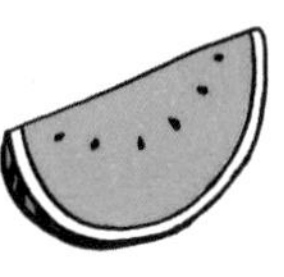
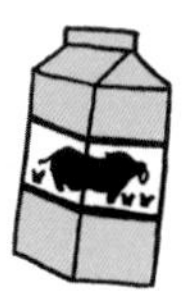

●活化細胞作用　促進細胞活化

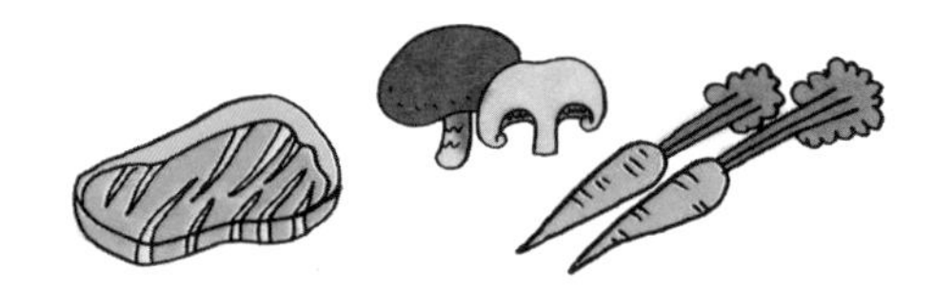

●鎮痛作用　舒緩疼痛並消除不安煩躁

●軟堅散結作用　軟化堅硬的東西。帶有鹹味的食材具有此功效

●瀉下作用　改善排便，通便順暢。鹹味食物有相關功效

●滋養作用　給予身體滋潤及營養。甜味食材能發揮極佳效果

●鬆弛作用　緩解身心緊繃的狀態。帶甜味的食物有此效果

●發散作用　幫助毛孔開闔排汗散熱，也可改善緩解鼻塞。尤以辛辣食材特別有用

●運行作用　調理改善驅動身心運作的「氣」及代表血液、血液流動的「血」在體內循環，使身體溫暖。帶有辛辣味的食材有此功效

●收斂作用　讓毛細孔緊縮，抑制出汗。酸味食材有「收」的功效

●固澀作用　就是收斂止汗、止瀉、固精的意思，以緩解消耗，減少流失。

●燥濕化堅作用　排除多餘濕氣，讓因濕氣變得過於柔軟的物質硬化。帶有苦味的食材具有此功效

身體會不舒服，並非短時間突然引爆，而是氣、血、水不足又或循環不佳，長期累積下來引起。**能在日常保持正向養生觀，注意每日飲食及生活習慣，應可養成氣、血、水充足且循環良好的健康身體！**

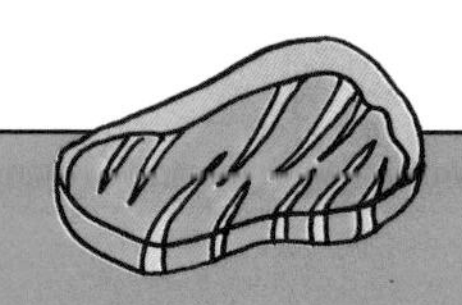

引起不舒服的 6 大外來因素

漢方傳統醫學將因自然環境、季節變化關係導致身體有不良影響的外在因素，分作六大類，稱之為「六淫」或「外邪」：風邪、暑邪、熱邪、濕邪、燥邪與寒邪，每種外邪引起的不適症狀各有不同，下列是各自形成原因與主要辨別症狀。

風邪 像風一樣在體內亂竄的邪氣

會侵入人體的物質，像是花粉、黃沙、細菌、病毒、室內灰塵等，都可歸類為風邪。好發於春天，容易引起上半身（尤其是頭方面）的不適症狀。

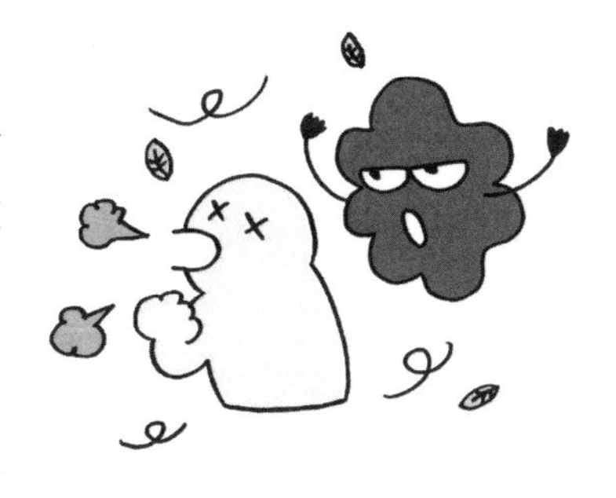

主要症狀 頭痛、暈眩、打噴嚏、咳嗽、鼻塞等不適症狀，主要集中在上半身的失調。

暑邪　盛夏炎熱容易出現的邪氣（外邪的夏季限定版）

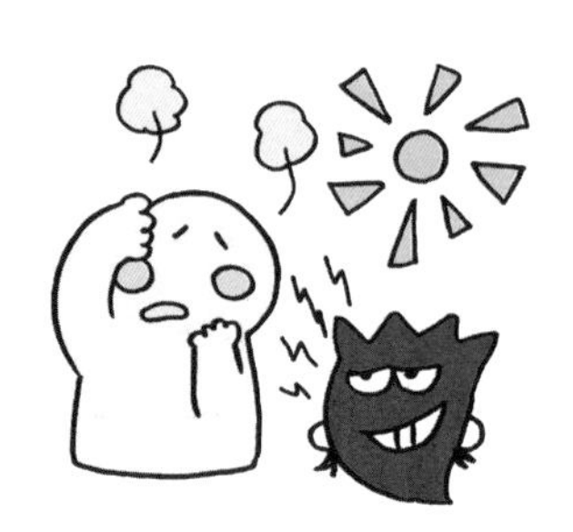

高溫會干擾精神層面，影響人的心神，使人變得煩躁、歇斯底里。盛夏酷熱的氣溫，容易讓「氣」、「水」消耗得快，進而引起身體不適。

主要症狀　口乾、發燒、中暑、頭痛、煩躁、歇斯底里等。

熱邪（火邪）　熱盛屬性的邪氣

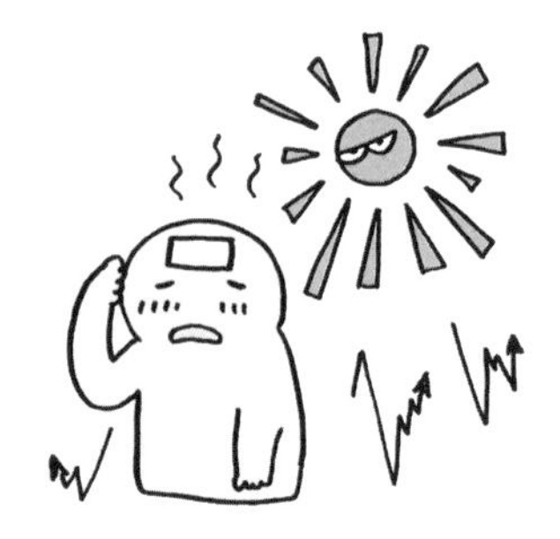

比起暑邪，熱邪（又稱火邪）的症狀要來得強烈許多。其他的外邪由外而內在體內滯留，多半會轉化為火邪。夏季時（特別是大熱天）症狀會加劇，引起上半身（尤其是頭部）的不適感。此外，體內熱氣悶住無法發散，更會容易出血、起疹子。

主要症狀　體溫過高、眼睛充血、頭痛、潮熱、睡眠障礙。

濕邪 容易引起體內濕氣濕熱的邪氣

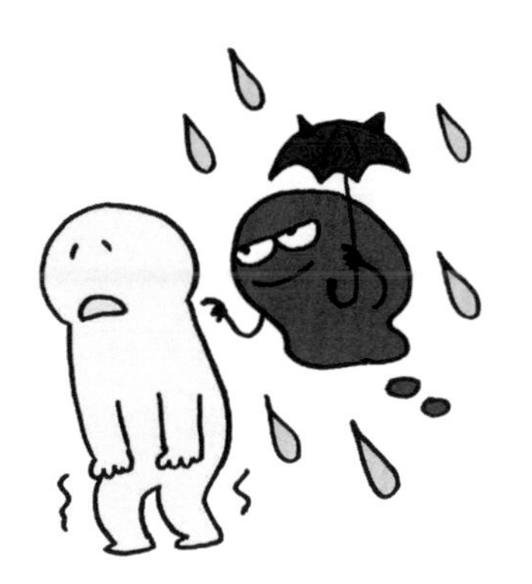

體內水分代謝異常，主要是脾功能失調引起濕氣瘀滯。好發於夏秋之際。

主要症狀　噁心想吐、食慾不振、腹瀉、疲倦無力、關節痛等。

燥邪 容易引起體內乾燥的邪氣

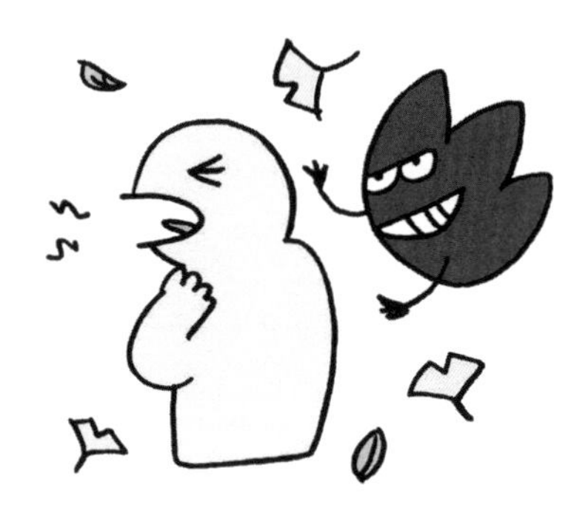

秋天時會更有感身體缺水乾燥（尤其肺部與大腸）。導致「氣」的生成變得困難，造成「氣」不足的情況下，也容易導致免疫力低下。

主要症狀　鼻、咽喉、口腔黏膜因乾燥龜裂引發的疼痛、流鼻血、倦怠無力感等。

寒邪 體外的寒氣或天氣降溫冰冷而使身體受寒的邪氣

最容易在寒冷的冬天引起寒邪，主要會造成腎和膀胱有不適症狀。

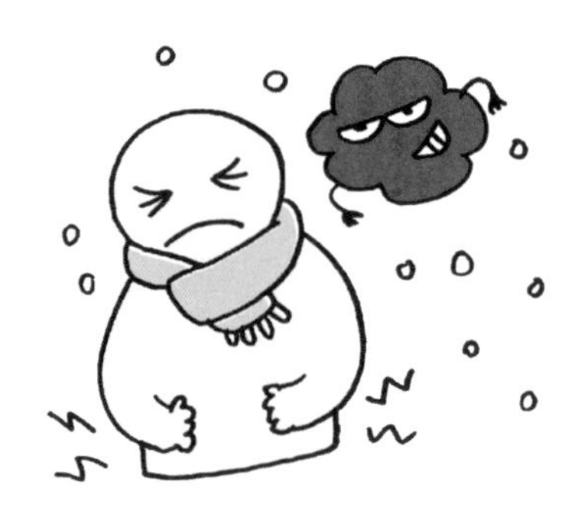

主要症狀　發冷寒顫、發燒、頭痛、腰痛、經痛、頻尿等。

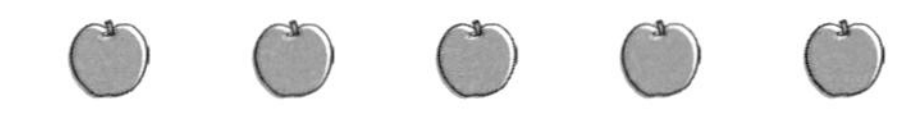

「一到了春天，感覺身體都會變差」等情況，這表示有些人**每到某個季節就會開始感到身體哪不太對勁，很有可能就是外邪所引起的不適。可以多了解各種外邪的特性及好發的季節，或許就能知道該如何調理改善**，健健康康，平安地度過一年四季。

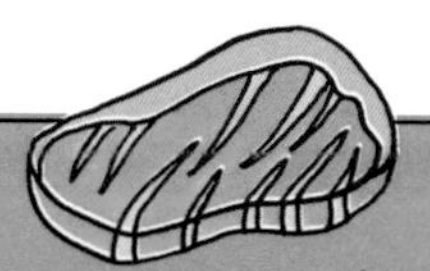

身體型態診斷 快來測你是哪一種！

為了預防不適，首先得了解自己身體狀態，有什麼地方不足或是哪裡添堵了，在下列的診斷檢測單，勾選一下符合現在狀態的選項，就知道自己是哪一型體質！

型態診斷 ABC

【A】

☐ 總是感覺疲勞
☐ 提不起勁
☐ 容易受風寒感冒
☐ 腸胃不是很好
☐ 做了重訓也無法增加肌肉量
☐ 沒什麼胃口

【B】

☐ 經常嘆氣
☐ 睡覺時會常磨牙
☐ 肩頸容易痠痛僵硬
☐ 枝微末節的小事也引人煩躁
☐ 喉嚨有異物感
☐ 腹部有腫脹感

【C】

- □ 嚴重的眼睛疲勞
- □ 白髮多、常掉髮
- □ 氣色沒很好
- □ 容易暈眩、重心不穩
- □ 經期不順
- □ 皮膚乾燥

【D】

- □ 手麻腳麻
- □ 關節痛
- □ 容易瘀青
- □ 嚴重經痛
- □ 頭脹胸熱卻手腳冰冷
- □ 嚴重肩頸僵硬及頭痛

【E】

- □ 時常感覺口乾、喉嚨乾
- □ 便祕（大便乾燥）
- □ 盜汗
- □ 皮膚乾燥
- □ 臉時常發紅發燙
- □ 尿量少且顏色深

【F】

- □ 身體感覺沉重
- □ 時常咳出痰
- □ 胃脹氣消化不良
- □ 全身浮腫
- □ 大便黏稠
- □ 耳鳴及暈眩

ABC 類別中打勾兩項以上，表示目前身體的狀態，依照下頁的各類型說明，來確認自己的狀態為何。在 A 到 E 中，若有兩種以上相符，以勾選項目多的類別開始優先調理！隨著季節及生活狀況的改變，身體狀態也會跟著變化，記得定期來勾選檢視！

氣虛型「氣」不足

【A】勾選 2 個以上

可以吃這個：補氣效果好的舞菇、鳳梨、雞肉等。

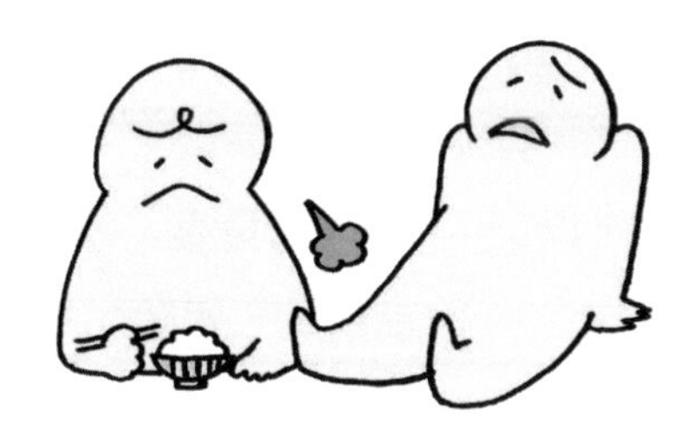

氣滯型「氣」循環堵塞

【B】勾選 2 個以上

可以吃這個：理氣效果好的洋蔥、柚子、扇貝等。

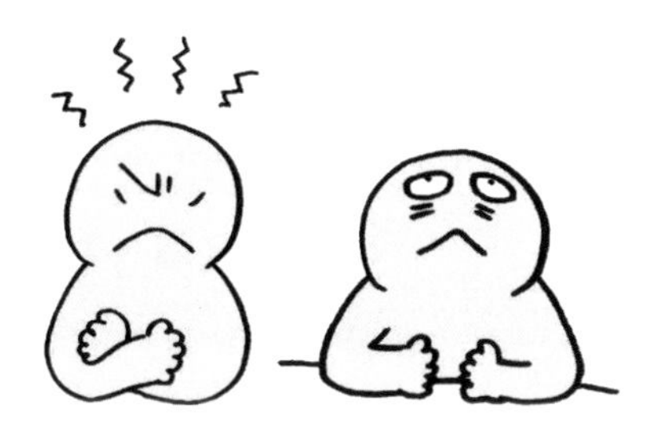

血虛型「血」不足

【C】勾選 2 個以上

可以吃這個：補血效果好的小白菜、櫻桃、鰹魚等。

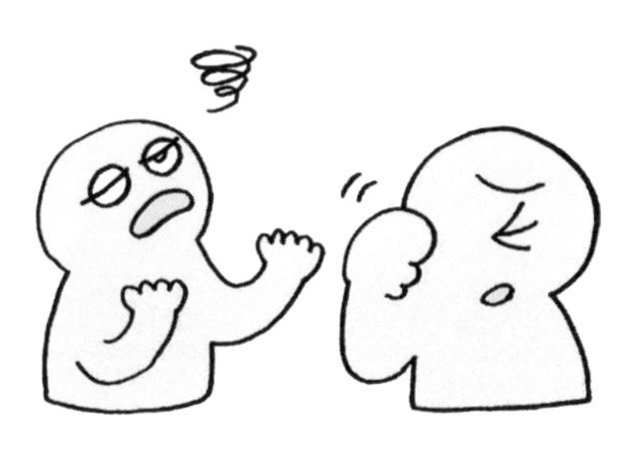

血瘀型「血」循環不良

【D】勾選 2 個以上

可以吃這個：幫助活血化瘀的芋頭、桃子、羊棲菜等。

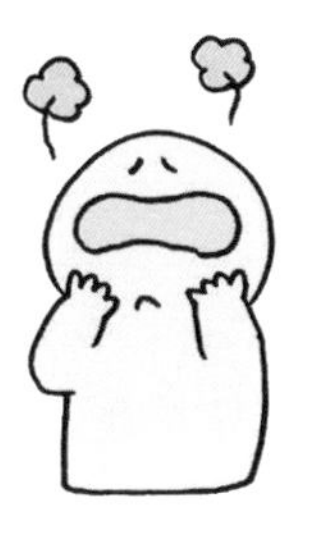

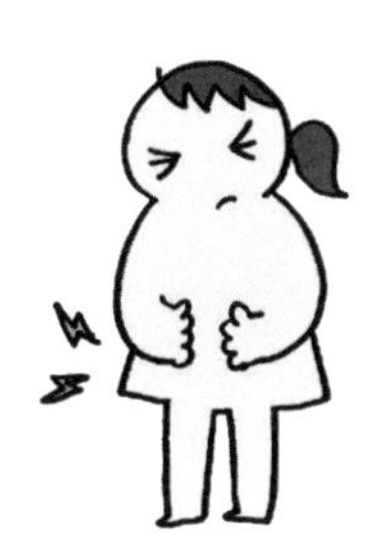

陰虛型 「水」不足

【E】勾選 2 個以上

可以吃這個：有助滋陰效果的小松菜、螃蟹、枸杞等。

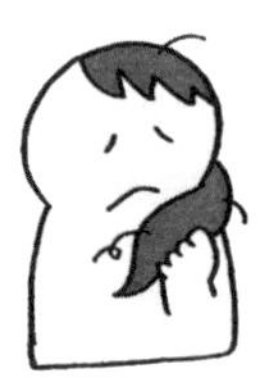
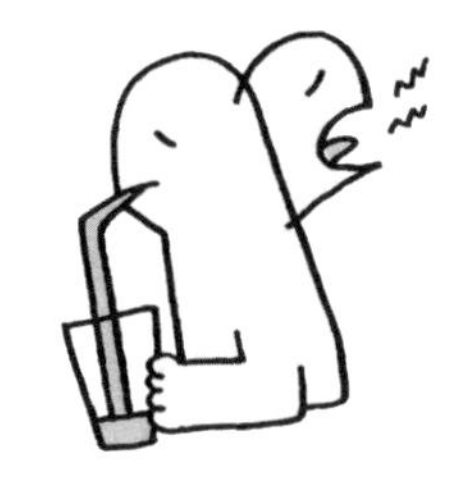

痰濕型 「水」循環堵塞

【F】勾選 2 個以上

可以吃這個：利水效果佳的豆芽菜、西瓜、玉米等。

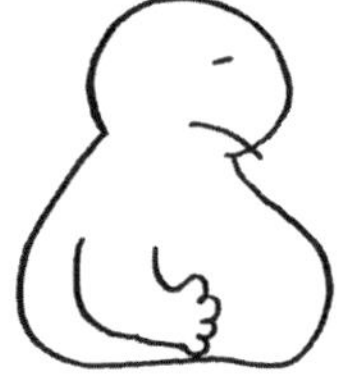
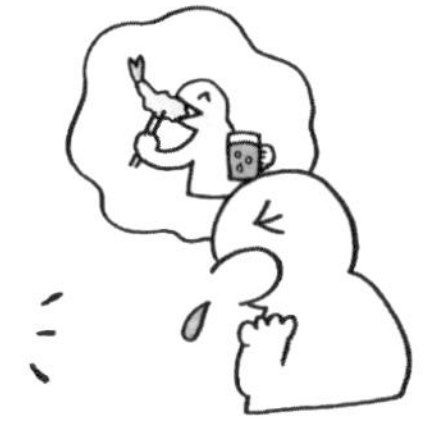

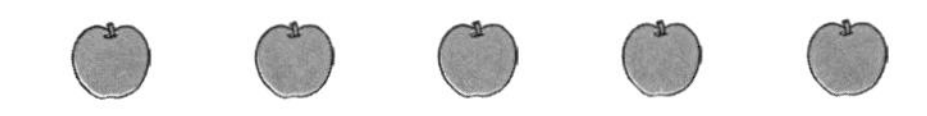

清楚自己屬於哪一型後，接著可以在詳細介紹各類食材營養功效的第 3 章中，知道該吃什麼與不該吃什麼，好好利用這些飲食，調理身體改善健康素質。今天的三餐不妨試著調養看看，就算先加入一種也 OK ！

第2章

找出誘發不適原因 對症緩解

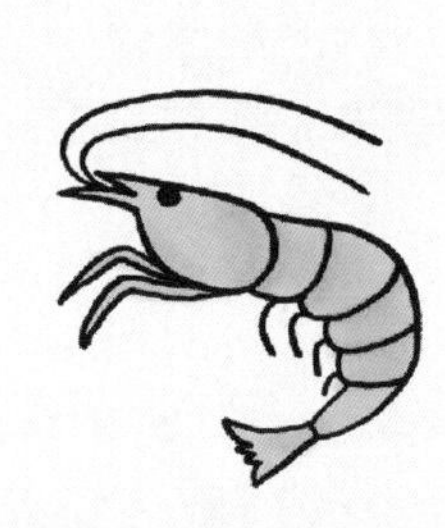

跟著漢方傳統醫學腳步，來看看各種不適發生的原因及症狀特徵有哪些，又該吃哪些食物好調養。一旦了解疾病發生的機制原因，就能找到相對應的改善方法，緩解不適。

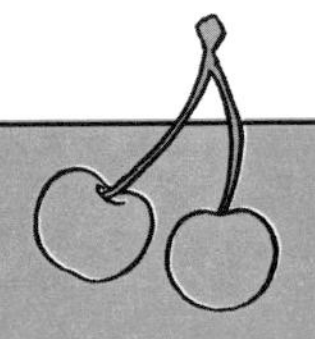

胃腸道、消化系統的不適症狀解答

不適1 胃痛

不舒服的由來

西方醫學普遍認定急性胃炎、慢性胃炎、胃潰瘍、十二指腸潰瘍等原因會引起胃痛。站在傳統醫學，則是認為胃的機能低下變弱，導致胃的「氣」循環停滯，進而引起疼痛不適。

起因 vs. 保養

1. 發冷

胃寒 → 脾機能低下 → 脾的「氣」鬱結（氣滯狀態）→ 胃痛

- **症狀：**腹部感覺冰涼、伴隨腹瀉與大稀軟便，而感到胃痛
- **可以吃這個，**可以暖和身體的食材：韭菜、蔥、洋蔥、南瓜、桃子、櫻桃、荔枝、杏桃、橘子、竹筴魚、沙丁魚、鯖魚、鮭魚、蝦子、雞肉、羊肉、陳皮、薑、紅棗、肉桂、大蒜

2. 精神面（壓力或思考過度）

壓力大、煩惱過度 → 肝功能低下 → 和肝息息相關的脾跟著機能下降 →「氣」鬱結（氣滯狀態）於脾臟內 → 胃痛

- **症狀**：煩躁及精神不穩定、伴隨腹脹的胃絞痛
- **可以吃這個**，對氣循環好的食材：高麗菜、韭菜、蔥、洋蔥、檸檬、橘子、陳皮

3. 暴飲暴食

過度飲食、吃太多油膩食物 → 脾無法消化 → 脾機能低下 → 脾「氣」鬱結 → 胃痛

- **症狀**：胃脹氣、伴隨腹瀉的胃痛
- **可以吃這個**，幫助消化機能：高麗菜、洋蔥、白蘿蔔、薑、山楂
- **可以吃這個**，增強脾功能：高麗菜、蘆筍、蔥、洋蔥、豆苗、毛豆、南瓜、茄子、番茄、紅蘿蔔、馬鈴薯、地瓜、竹筍、舞菇、大豆、山藥、蘋果、櫻桃、檸檬、橘子、沙丁魚、鰹魚、鯖魚、秋刀魚、鮭魚、扇貝、蝦子、牛肉、雞肉、羊肉、米、薑、紅棗、葛根、人蔘

4. 胃腸機能虛弱（脾虛）

脾原生功能就不好 → 胃生寒氣 → 胃腸機能低下 → 胃的「氣」鬱結（氣滯狀態）→ 胃痛

- **症狀**：胃消化不良、胃脹氣、噁心想吐、胃有悶悶鈍痛感等
- **可以吃這個**，以強化脾功能為主：高麗菜、蘆筍、蔥、洋蔥、豆苗、毛豆、南瓜、茄子、番茄、紅蘿蔔、馬鈴薯、地瓜、竹筍、舞菇、大豆、山藥、蘋果、櫻桃、檸檬、橘子、沙丁魚、鰹魚、鯖魚、秋刀魚、鮭魚、扇貝、蝦子、牛肉、雞肉、羊肉、米、薑、紅棗、葛根、人蔘

健康 POINTS

胃會痛，多半是因為胃腸機能不佳造成。讓腹部保持溫暖不著涼、只吃八分飽、找到適合自己的舒壓法，或是選擇對胃溫和的食物等等，藉著調整生活習慣和食療法，緩解消除引起不適的各種原因吧！

不適 2 胃脹氣

不舒服的由來

脾功能低下、消化能力變差造成。

起因 vs. 保養

1. 暴飲暴食

飲食過度、吃太多冰冷或油膩、腐壞的食物 → 引起脾虛食滯（消化不良）→ 脾臟器機能低下 → 胃脹氣

- **症狀**：伴隨著噁心想吐的胃脹氣
- **可以吃這個**，助消化的食材：高麗菜、洋蔥、白蘿蔔、薑、山楂
- **可以吃這個**，可健脾的食材：高麗菜、蘆筍、蔥、洋蔥、豆苗、毛豆、南瓜、茄子、番茄、紅蘿蔔、馬鈴薯、地瓜、竹筍、舞菇、大豆、山藥、蘋果、櫻桃、檸檬、橘子、沙丁魚、鰹魚、鯖魚、秋刀魚、鮭魚、扇貝、蝦子、牛肉、雞肉、羊肉、米、薑、紅棗、葛根、人蔘

2. 過勞

過度疲勞 →「氣」耗損過多 → 脾與胃機能低下 → 消化不良 → 胃裡的食物消化停滯 → 胃脹氣

- **症狀**：疲勞感造成的胃脹氣
- **可以吃這個**，可健脾的食材：高麗菜、蘆筍、蔥、洋蔥、豆苗、毛豆、南瓜、茄子、番茄、紅蘿蔔、馬鈴薯、地瓜、竹筍、舞菇、大豆、山藥、蘋果、櫻桃、檸檬、橘子、沙丁魚、鰹魚、鯖魚、秋刀魚、鮭魚、扇貝、蝦子、牛肉、雞肉、羊肉、米、薑、紅棗、葛根、人蔘

3. 精神上的壓力

壓力大 → 肝臟象受到損害 → 促進肝臟器代謝的「氣」鬱滯 → 往脾循環的「氣」停滯（氣滞狀態）→ 脾臟器功能減弱 → 胃脹氣

- **症狀：**帶有胃痛的胃脹氣
- **可以吃這個，**調節氣循環的食材**：**高麗菜、韭菜、蔥、洋蔥、檸檬、橘子、梅子、陳皮

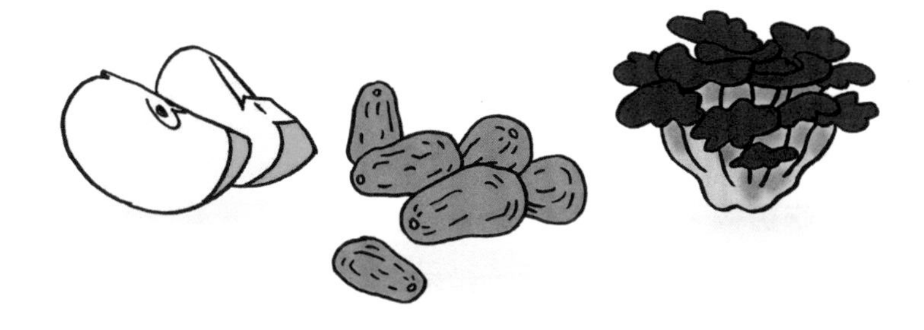

健康 POINTS

找出不舒服原由，再加以改善才是解決之道，所以遇到胃脹氣時，可酌量吃些幫助消化的溫和食物。不過這多少跟暴飲暴食的生活習慣有關，也因此別忘了在調整生活方式這部分多留點心。

不適3 食慾不振

不舒服的由來

造成食慾出問題，有很多原因引起，最主要是以腸胃為中心，負責消化運送的脾，機能低下導致。

起因 vs. 保養

1. 先天脾虛弱（脾氣虛）

脾功能低下 → 促進脾運作的「氣」不足 → 食慾不振

- **症狀**：因慢性疲勞而起的食慾不振
- **可以吃這個**，補氣：蔥、洋蔥、南瓜、紅蘿蔔、馬鈴薯、地瓜、芋頭、山芋、香菇、舞菇、蘋果、鳳梨、竹筴魚、沙丁魚、鰹魚、鯖魚、秋刀魚、鮭魚、鱈魚、鯛魚、鰻魚、扇貝、章魚、魷魚、牛肉、豬肉、雞肉、羊肉、雞蛋、米、小麥、薑、紅棗、人蔘。
- **可以吃這個**，健脾功能：高麗菜、蘆筍、蔥、洋蔥、豆苗、毛豆、南瓜、茄子、番茄、紅蘿蔔、馬鈴薯、地瓜、竹筍、舞菇、大豆、山藥、蘋果、櫻桃、檸檬、橘子、沙丁魚、鰹魚、鯖魚、秋刀魚、鮭魚、扇貝、蝦子、牛肉、雞肉、羊肉、米、薑、紅棗、葛根、人蔘。

2. 精神上的壓力

壓力大 → 肝臟象受到損害 → 促進肝臟器代謝的「氣」鬱滯 → 往脾循環的「氣」停滯 → 胃腸功能變弱及腸道蠕動變慢 → 食慾不振

- **症狀**：伴隨嗝氣、胃灼熱的食慾不振
- **可以吃這個**，調節氣循環的食材：高麗菜、韭菜、蔥、洋蔥、檸檬、橘子、梅子、陳皮

3. 濕邪

濕邪在胃部滯留 → 因為濕邪而引起脾功能低下 → 食慾不振

- **症狀**：食慾不振同時，會有噁心想吐及胃脹氣現象
- **可以吃這個**，可祛濕邪的食材：白菜、蔥、茄子、豆芽菜、牛蒡、大豆、竹筴魚、鯖魚、昆布、海帶芽、玉米、玄米

健康POINTS

原則上以恢復脾的元氣為緩解對策。慢性壓力會讓胃機能低下，潮濕的梅雨季節或是水分攝取過多，都會讓胃產生濕邪，引起食慾不振。可健脾、祛濕的食材，加上能幫助消化的食物一起食用，調理效果更佳！

不適 4 噁心想吐

不舒服的由來

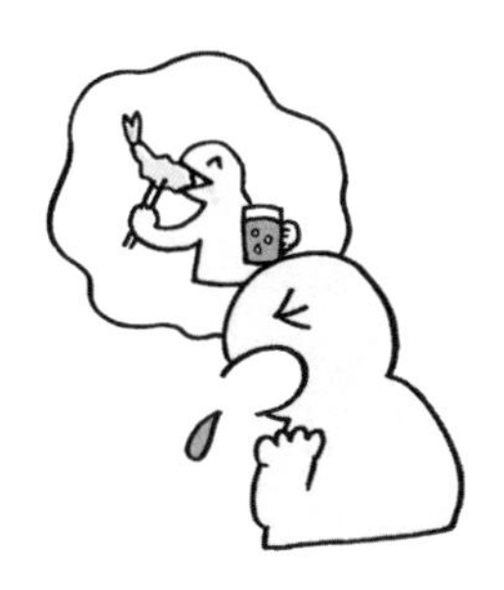

消化機能失調，導致胃裡的消化物受擠壓往上逆流，引起噁心、嘔吐。

起因 vs. 保養

1. 外邪（寒邪、濕邪）入侵

外部的寒冷與濕氣影響 → 腸胃機能低下 → 噁心想吐（包括外在環境的氣壓變化及感冒時引起的噁心感在內）

- **症狀**：伴隨胃寒及暈眩等症狀的噁心想吐
- **可以吃這個**，暖胃祛濕的食材：薑

2. 暴飲暴食

過度飲食、吃太多冰冷或油膩、腐壞的食物 → 引起脾虛食滯（消化不良）→ 脾功能低下 → 作嘔想吐

- **症狀：**帶有胃脹氣及消化不良的噁心嘔吐
- **可以吃這個，**幫助消化的食材**：**高麗菜、洋蔥、白蘿蔔、薑、山楂

3. 精神上的壓力

壓力大 → 肝臟象受到損害 → 促進肝臟器代謝的「氣」鬱滯 → 往脾循環的「氣」停滯 → 脾功能低下 → 噁心想吐

- **症狀：**會有胃痛的噁心想吐
- **可以吃這個，**幫助氣循環的食材**：**高麗菜、韭菜、蔥、洋蔥、檸檬、橘子、梅子、陳皮

4. 過勞、宿疾

過度勞累、生病（感冒發燒等）→「氣」過度消耗 → 脾機能低下 → 噁心想吐

- **症狀：**持續食慾不振後噁心想吐
- **可以吃這個，**健脾食材**：**高麗菜、蘆筍、蔥、洋蔥、豆苗、毛豆、南瓜、茄子、番茄、紅蘿蔔、馬鈴薯、地瓜、竹筍、舞菇、大豆、山藥、蘋果、櫻桃、檸檬、橘子、沙丁魚、鰹魚、鯖魚、秋刀魚、鮭魚、扇貝、蝦子、牛肉、雞肉、羊肉、米、薑、紅棗、葛根、人蔘

健康POINTS

多吃有助消化的食材來改善噁心想吐的症狀。另外，在餐後到會覺得餓之前，盡量不吃東西，讓胃休息一下也是好主意。我們的腸胃並不耐寒冷且怕濕氣過重，長時間待在寒冷的地方會讓腸胃機能變弱，所以天冷時得注意保暖及少吃生冷食物就可以舒緩！

不適5 腹瀉拉肚子、稀軟便

不舒服的由來

拉肚子腹瀉分成急性與慢性兩種。急性腹瀉，多指食物中毒、身體受寒、暴飲暴食、或是病毒與細菌感染等原因引起。慢性的話，可能是胃寒體質，或者過勞、壓力大等造成。無論急慢性，這兩種情況下，脾功能都會受到抑制，導致無法順利消化吸收，引起消化不良。

起因 vs. 保養

1. 胃寒（寒邪）

脾受到寒邪入侵 → 脾功能低下 → 腹瀉

- **症狀**：伴隨胃寒、腹部冰涼的腹瀉
- **可以吃這個**，暖胃食材：蔥、洋蔥、蝦子、雞肉、羊肉、薑、肉桂、大蒜

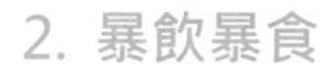

2. 暴飲暴食

過度飲食、吃太多冰冷及油膩、腐壞的食物 → 引起脾胃食滯（消化不良）→ 脾機能低下 → 腹瀉

- **症狀**：胃脹氣、噁心想吐、腹脹、腹瀉等
- **可以吃這個**，幫助消化的食材：高麗菜、洋蔥、白蘿蔔、薑、山楂

3. 過勞

過勞 →「氣」消耗過度 → 脾機能低下 → 消化不良 → 腹瀉

- **症狀**：帶有疲憊感的腹瀉
- **可以吃這個**，緩解疲勞又可減少脾負擔的食材：米（粥）、豆腐

4. 精神上的壓力

壓力大 → 肝臟象受損 → 促進肝臟器代謝的「氣」鬱滯 → 往脾循環的「氣」停滯 → 脾功能低下 → 腹瀉

- **症狀**：煩躁不安、腹瀉
- **可以吃這個**，幫助氣循環的食材：高麗菜、韭菜、蔥、洋蔥、檸檬、橘子、梅子、陳皮

健康POINTS

舒緩急性腹瀉，請先暫時進食，在飢餓感出現之前好好休息。慢性腸胃發炎則是要讓身體充分休養，也要緩和精神壓力的摧殘。避開生冷食物，多攝取可以暖身的溫性食材，像是香蕉、葡萄等富含單寧酸以及具有整腸效果的食物，吃了對身體好。

不適6 便秘

不舒服的由來

便祕多半會變慢性，以至於成常態化，主要原因是血液循環停滯（血瘀）及腸道內太乾燥（陰虛）導致。日常飲食習慣對便秘影響極大，長期缺乏膳食纖維，很容易有便秘的體質。

起因 vs. 保養

1. 「血」循環停滯（血瘀）

「血」循環停滯 → 藉由血液運送的滋潤物質無法到達腸道 → 便祕

- **症狀**：會有腹脹及疼痛感的便秘

- **可以吃這個**，改善血瘀及便秘的食材：菠菜、桃子、杏桃、海帶芽、羊棲菜、納豆

2. 體內「陰」不足（陰虛）

體內屬陰成分的血液、唾液、內分泌等體液（津液）不足 → 腸道內乾燥 → 糞便乾硬 → 便秘

- **症狀**：像兔子糞便一樣，一顆顆小小的圓形乾硬糞便
- **可以吃這個**，滋潤腸道的食材：白菜、菠菜、小松菜、白蘿蔔、蓮藕、芋頭、鳳梨、西瓜、櫻桃、荔枝、梅子、鯛魚、羊棲菜、豬肉、起司、枸杞

3. 膳食纖維不足

膳食纖維攝取不足 → 便秘

- **症狀**：放屁很臭，腹部絞痛不舒服
- **可以吃這個**，富含膳食纖維的食材：白菜、青花菜、蘆筍、豆芽菜、秋葵、南瓜、牛蒡、地瓜、蓮藕、芋頭、蒟蒻、竹筍、香菇、舞菇、香蕉、蘋果、鳳梨、奇異果、杏桃、海帶芽、羊棲菜、昆布、米、小麥、玉米、紅棗

健康 POINTS

便秘主因是自己體質關係，調理改善的難度較高。可以多吃具有整腸作用、富含膳食纖維的食材，以及補充乳酸菌並搭配規律運動，改善腸道內環境等方向著手。

不適 7 頭暈目眩

不舒服的由來

西醫將頭暈大致分為四種，第一種是自身沒有移動，但感覺周遭在旋轉的迴轉性眩暈（原因：梅尼爾氏症、突發性耳聾、癲癇等）。第二種是會突然感覺眼前一片黑，身體難以保持平衡的非迴轉性眩暈（原因：帕金森氏症、高血壓、貧血等）。第三種是伴隨著迷走性昏厥的頭暈（原因：極度緊張、心律不整、心肌梗塞等）。第四種是其他如低血糖、憤怒等原因引起的頭暈。

傳統醫學則認為是體內正常的「水」（體液）流動發生異常，特別是痰濕或是五臟臟象中的肝、心、脾、腎其中之一功能障礙所致。

起因 vs. 保養

1. 飲食不均衡（痰濕）

暴飲暴食 → 體內「痰濕（過多水分長期停滯）」累積 →「痰濕」造成體內正常的流動循環停滯→ 頭暈

- **症狀**：走路不穩、浮腫、身體沉重倦怠
- **可以吃這個**，祛濕化痰的食材：芋頭、梨子、昆布、海帶芽

2. 摻雜憤怒的精神壓力（肝氣鬱結）

壓力 → 肝臟器功能障礙 → 肝機能低下 → 肝臟象儲存的「血」減少 → 頭暈

- **症狀**：頭暈之外還有焦躁不耐煩、高血壓、肌肉僵硬
- **可以吃這個**，增強肝功能的食材：韭菜、蘆筍、豆苗、番茄、葡萄、葡萄柚、竹筴魚、鯛魚、鱈魚、鰻魚、蜆、蛤蜊、扇貝、昆布、魷魚、枸杞

3. 性生活太頻繁、水分攝取過多（腎虛）

性生活太頻繁、攝取過多水分 → 腎臟象功能受到損害 → 水分代謝不佳 → 頭暈

- **症狀：**頭暈時腳步不穩，會走路浮浮的、水腫、聽力受損、耳鳴
- **可以吃這個，**強化腎功能的食材：高麗菜、青花菜、牛蒡、地瓜、葡萄、栗子、竹筴魚、鮭魚、蝦子、羊棲菜、昆布、玉米、芝麻、黑豆

4. 過度勞心（氣虛、血虛）

過度操心、壓力大 → 心、脾臟象受損 →「氣」和「血」生成不足 → 頭暈

- **症狀：**感覺天旋地轉的迴轉性眩暈、噁心想吐、食慾不振、不安感、失眠
- **可以吃這個，**強健心、脾功能的食材：菠菜、小松菜、紅蘿蔔、蘋果、葡萄、荔枝、扇貝、魷魚、小麥

健康 POINTS

因為「氣」、「血」和「水」循環不順而引起的不適，實在不計其數，除了補充可改善的食材，同時建議服用可調和氣、血、水循環的中藥材。尤其是造成「水」循環不良的原因相當多，建議可以多吃具有利水及利尿作用佳的食材（豆類、貝類、海藻類等）來調理。

不適 8 口臭

不舒服的由來

「胃氣上逆」的代表性徵兆，一般認為是暴飲暴食及胃腸機能低下，導致胃裡的火氣過剩而引起。同時，陰虛體質也會造成體液（津液）不

足，體內火氣旺盛，熱氣往上蒸騰形成口臭。

起因 vs. 保養

1. 暴飲暴食及腸胃功能低下

暴飲暴食、胃腸機能低下 → 胃裡充滿無法消散的火氣（胃熱）→ 口臭

- **症狀：**伴隨胃脹氣、食慾不振、噁心想吐的口臭
- **可以吃這個，**降胃熱胃火的食材**：**高麗菜、蘆筍、小黃瓜、蓮藕

2. 陰虛

陰虛 → 胃臟器體液（津液）減少 → 口渴使胃中產生火氣 → 口臭

- **症狀：**口臭之外，還帶有口渴、身體發熱、胃脹氣等症狀
- **可以吃這個，**改善胃陰虛的食材**：**小松菜、蘆筍、番茄、蓮藕、草莓、梨子、柿子、牡蠣、豬肉、雞肉、牛奶、起司、枸杞、蜂蜜

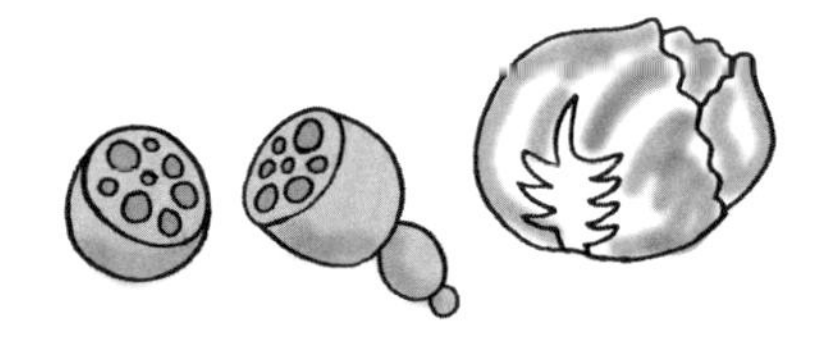

健康 POINTS

體內火氣過旺會引起口臭和體臭、連帶糞便及尿液帶有強烈臭味。想調節，關鍵是找出胃火旺盛的原因（如暴飲暴食、胃腸機能低下、陰虛等），再清熱退火對症緩解。

暴飲暴食引起的話，多吃「降胃熱」的食材。若是胃中的「水」不足導致陰虛，則可多吃「改善胃陰虛的食材」，來養生調理。而想提升整體腸胃機能，會建議同時攝取有健脾、整腸功效佳的食材。

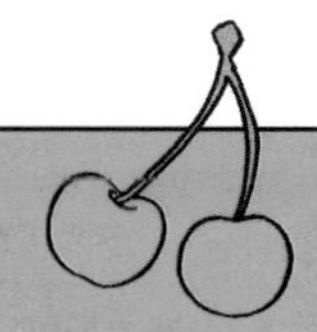

疼痛相關的
不適症狀解答

不適 1 頭痛

不舒服的由來

西醫大致將頭痛分為群發性頭痛、緊縮性頭痛、偏頭痛三種。主要治療方式是使用止痛藥物，無法從根源上改善解決。但就傳統醫學角度，卻認為是腦部的能量及營養物質供給運輸受到①發冷畏寒、②壓力、③水分代謝異常三種因素干擾，才會導致頭痛。

身體感覺寒冷會使血管收縮、血液循環不佳而造成頭痛。壓力則會讓控制自律神經的肝功能低下，自律神經一亂，腦部血流便受干擾，進而引發頭痛。若水分攝取過多，代謝能力又不佳，造成體內水分循環停滯，連帶影響「氣」、「血」循環，頭痛也跟著來。

起因 vs. 保養

1. 外來刺激（寒邪、濕邪、火邪）

外部的寒冷、濕氣、熱氣侵入 →「氣」、「血」、「水」的供給受到阻礙 → 頭痛

- **症狀：**伴隨發冷、身體沉重倦怠、熱感等對各種刺激，相對引發的

不適症狀

- **可以吃這個**，祛除寒邪的食材：蔥、洋蔥、櫻桃、雞肉、羊肉、薑、肉桂
- **可以吃這個**，祛除濕邪的食材：白菜、蔥、茄子、豆芽菜、牛蒡、大豆、竹筴魚、鯖魚、昆布、海帶芽、玉米、玄米
- **可以吃這個**，祛除火邪的食材：白菜、牛蒡、白蘿蔔、小黃瓜、番茄、茄子、豆腐、西瓜、螃蟹、小麥、葛根

2. 精神上的壓力

壓力大 → 肝氣受到損害 → 促進肝臟象代謝的「氣」鬱滯 → 往脾循環的「氣」停滯 → 頭痛

- **症狀**：精神不穩與失眠下的頭痛
- **可以吃這個**，幫助氣循環的食材：高麗菜、韭菜、蔥、洋蔥、檸檬、橘子、梅子、陳皮

3. 飲食不均衡

暴飲暴食 → 胃腸系統（脾）受損 → 脾臟器機能低下 → 體內產生痰濕 → 頭暈

- **症狀**：頭痛伴隨胃脹氣、胃部不適、身體沉重倦怠
- **可以吃這個**，祛濕化痰的食材：芋頭、梨子、昆布、海帶芽
- **可以吃這個**，發汗功效佳的食材（祛除寒邪、濕邪）：蔥、西瓜、牛蒡、薑、葛根、肉桂

4. 「氣」、「血」、「水」其中一項不足（氣虛、血虛、陰虛）

「氣」、「血」、「水」的供給受到阻礙 → 頭痛

- **症狀**：「氣」不足，引起頭痛伴隨疲勞感、無精打采
  「血」不足，導致頭痛伴隨貧血症狀
  「水」不足，牽引頭痛伴隨發熱、口渴

- **可以吃這個，補氣：**蔥、洋蔥、南瓜、紅蘿蔔、馬鈴薯、地瓜、芋頭、山芋、香菇、舞菇、蘋果、鳳梨、竹筴魚、沙丁魚、鰹魚、鯖魚、秋刀魚、鮭魚、鱈魚、鯛魚、鰻魚、扇貝、章魚、魷魚、牛肉、豬肉、雞肉、羊肉、雞蛋、米、小麥、薑、紅棗、人蔘
- **可以吃這個，補血：**菠菜、小松菜、小白菜、 洋蔥、紅蘿蔔、草莓、葡萄、櫻桃、桃子、荔枝、梅子、竹筴魚、沙丁魚、鰹魚、鯖魚、秋刀魚、鮭魚、鱈魚、鯛魚、鰻魚、蛤蜊、蜆、牡蠣、羊棲菜、豬肉、雞肉、羊肉、雞蛋、紅棗、當歸、枸杞、芝麻
- **可以吃這個，補水：**白菜、菠菜、小松菜、豆苗、白蘿蔔、小黃瓜、番茄、蓮藕、芋頭、鳳梨、西瓜、檸檬、梨子、羊棲菜、豬肉、牛奶、起司、白芝麻

5. 外部受傷（例如瘀青）

外傷 → 腦內出現血瘀 → 頭痛

- **症狀：**帶有刺痛感的頭痛
- **可以吃這個，活血化瘀食材：**小白菜、韭菜、蔥、洋蔥、茄子、櫻桃、桃子、竹筴魚、沙丁魚、秋刀魚、海帶芽、羊棲菜、紅花

健康POINTS

吃止痛藥只能暫緩、無法根除頭痛，需從體質改善與養生著手根治。如果已知是壓力造成不適，也有透過心理諮商加以改善的案例可循。不過還是要多注意失眠及缺乏運動、暴飲暴食帶給身體的副作用，務必讓大腦營養供給健全不中斷。

不適 2 神經痛、關節痛

不舒服的由來

傳統醫學將身體上的疼痛統稱為痺證。痺指的是堵塞不流通的意思，「氣」、「血」的流動堵塞就會產生疼痛。

起因 vs. 保養

1. 濕邪

濕邪入侵 →「氣」、「血」循環逐漸停滯 → 神經痛、關節痛

- **症狀**：水腫、患部疼痛加劇、全身沉重倦怠
- **可以吃這個**，祛除濕邪的食材：白菜、蔥、豆芽菜、茄子、牛蒡、竹筴魚、鯖魚、海帶芽、昆布、玉米、玄米

2. 寒邪

寒邪入侵 →「氣」、「血」循環逐漸停滯 → 神經痛、關節痛

- **症狀**：患部疼痛之外，還會發冷
- **可以吃這個**，祛除寒邪的食材：蔥、洋蔥、櫻桃、雞肉、羊肉、薑、肉桂、大蒜
- **可以吃這個**，富含甲殼素的食材：蝦、螃蟹

健康 POINTS

疼痛會因環境及氣候改變而有增劇的可能，所以了解疼痛的發生原因，知道怎麼引起，就朝該方向漸進養生調理（如發汗及溫熱療法、復健、適度運動等），舒緩不適吧。

不適3 頸肩僵硬

不舒服的由來

傳統醫學認為是「氣」、「血」循環不良造成肩頸僵硬，尤其是「血」影響較大。導致「氣」、「血」循環不佳，主要有①畏寒發冷、②壓力、③血瘀等三大原因。

身體畏寒發冷的時候，血液循環會變差，肩頸僵硬的情況可能會突然加劇，可透過熱敷患部來緩解。而受到壓力影響，自律神經會無法好好工作，造成位於肩膀肌肉的「氣」循環停滯（氣滯），特別是現代社會因壓力引發肩頸僵硬的狀況，可說是愈發稀鬆平常，見怪不怪了。另外，血瘀則是因為血液品質，血流因污濁關係而停滯。血流運行不順，就會造成肩膀僵硬。

起因 vs. 保養

1. 寒冷（寒邪）

寒冷 →「氣」、「血」循環不佳 → 肩頸僵硬

- **症狀：**身體畏寒發冷，引起肩頸僵硬
- **可以吃這個，**祛除寒邪的食材**：**蔥、洋蔥、櫻桃、雞肉、羊肉、薑、肉桂、大蒜

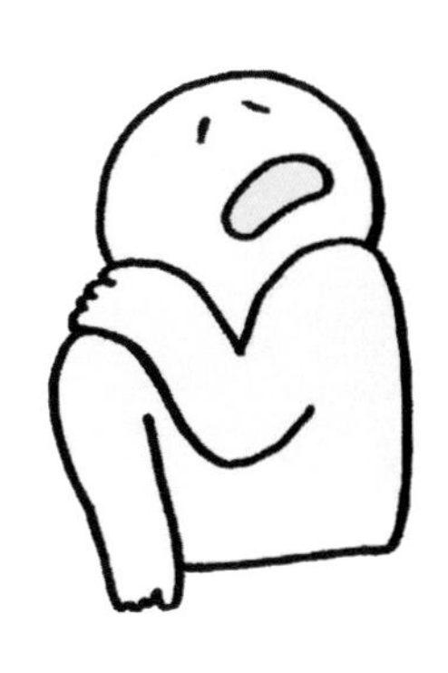

2. 壓力

壓力 →「氣」、「血」循環不佳 → 肩頸僵硬

- **症狀**：肩頸僵硬伴隨焦躁不耐煩、情緒低落等反應
- **可以吃這個**，幫助氣循環的食材：高麗菜、韭菜、蔥、洋蔥、檸檬、橘子、梅子、陳皮

3. 生活作息不規律（血瘀）

作息紊亂 → 血瘀狀態 →「血」循環不佳 → 肩頸僵硬

- **症狀**：帶有刺痛感的肩頸僵硬
- **可以吃這個**，活血化瘀的食材：小白菜、韭菜、蔥、洋蔥、茄子、櫻桃、桃子、竹筴魚、沙丁魚、秋刀魚、海帶芽、羊棲菜、紅花

健康 POINTS

畏寒發冷、壓力以及飲食不規律、運動不足等生活習慣都會引起血瘀，讓血液循環惡化。找回健康最要緊的第一步是調整生活作息。因為血瘀輕則造成肩頸僵硬，嚴重的話，也會引發各種成人病、慢性疾病等，千萬別輕忽。

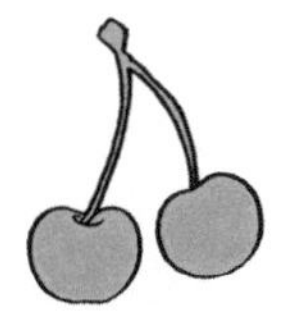

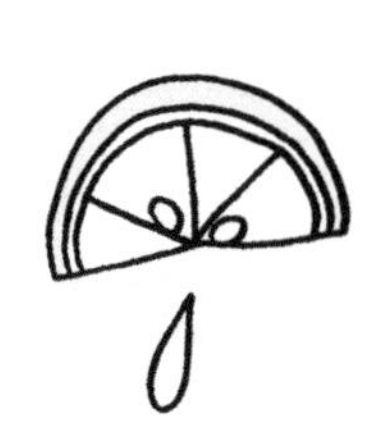

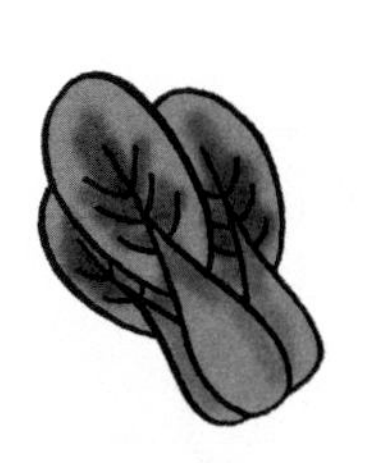

不適4 腰痛

不舒服的由來

因為人是靠兩條腿在走動，上半身重量會垂直施加在腰部。腰部負荷過大，就會引起腰痛。主要原因可大致分為兩類，一是骨骼及關節、肌肉等身體基礎出現問題，二是內臟器官疾病引起。

諸如閃到腰、椎間盤突出、脊椎滑脫、脊椎分離、骨質疏鬆症等，主要是因為老化（腎虛）、缺乏運動而導致的肌力不足，以及姿勢不良等因素所引起。另一方面，如果病因是器官臟器疾病的話，則可能含有癌症等重症的隱憂。

傳統醫學認為是腰部周圍經絡（將「氣」、「血」、「水」輸往肌肉及關節、骨骼等的通道）中的「氣」、「血」運行不順暢引起腰疼，而經絡運行不順主要歸咎於老化（腎虛）、寒冷、濕氣（特別是梅雨季）等因素。

起因 vs. 保養

1. 老化及性生活太頻繁（腎虛）

老化、性生活太頻繁 → 腎臟器功能低下 → 腰痛

- **症狀：**腰痛伴隨著筋疲力盡、下半身沉重、排尿困難
- **可以吃這個，**增強腎功能的食材：高麗菜、青花菜、牛蒡、地瓜、葡萄、栗子、竹筴魚、鮭魚、蝦子、羊棲菜、昆布、玉米、芝麻、黑豆

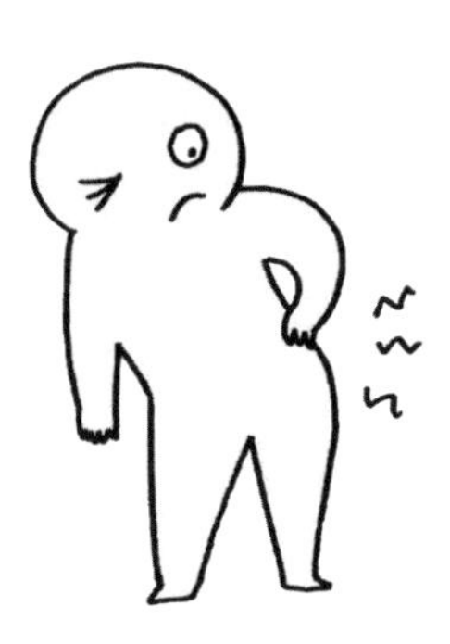

2. 寒冷（寒邪）

寒冷 →「氣」、「血」循環不順 → 腰痛

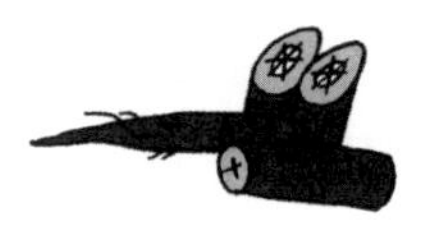

- **症狀**：腰痛同時還會畏冷
- **可以吃這個**，祛除寒邪的食材：蔥、洋蔥、櫻桃、雞肉、羊肉、薑、肉桂、大蒜

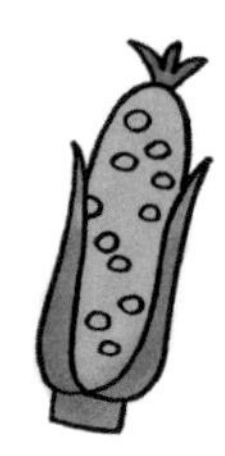

3. 濕氣

濕氣重 → 當「水」運行停滯時，「氣」、「血」也跟著循環不佳 → 腰痛

- **症狀**：水腫、帶有沉重感的腰痛、全身沉重倦怠
- **可以吃這個**，祛除濕邪的食材：白菜、蔥、豆芽菜、茄子、牛蒡、大豆、竹筴魚、鯖魚、海帶芽、昆布、玉米、玄米

健康 POINTS

腎臟象功能因老化漸衰退而引起腰痛的情況，可以多吃強化腎功能的食材，輔以中藥材調理。因為腎與腰關係密切，影響甚大，腎虛容易有腰痛症狀，腎臟象又主骨，背痛、下背痛等脊椎退化多與此有關，需要多多注意小心。

如果是生活習慣造成的腰痛，則可透過姿勢矯正及養成規律的運動習慣等來舒解，持之以恆進行，就會有明顯的改善喔！

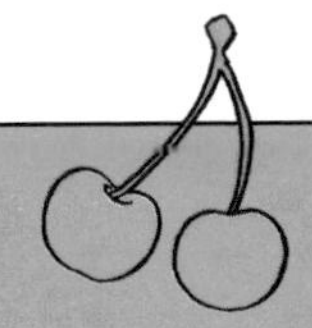

疲勞引起的不適症狀解答

不適 1 慢性疲勞、身體倦怠無力

不舒服的由來

傳統醫學認為「疲勞為百病根源」，非常重視疲勞及倦怠方面的治療，也有多種用於治療的中藥材。會有慢性疲勞，主要為先天性的虛弱體質及因為疾病而衰弱、過勞（肉體、腦力消耗）、外部環境等影響。

起因 vs. 保養

1. 虛弱體質與病氣造成的衰弱

   虛弱體質、生病衰弱 → 內臟功能低下 →「氣」不足 → 身體沒有活力 → 疲勞感、沉重倦怠（如果是伴隨著出血而虛弱的情況，這也是貧血的原因。）

   - **症狀：**慢性疲勞、沉重倦怠、無精打采、食慾不振
   - **可以吃這個，**補氣食材**：**蔥、洋蔥、南瓜、紅蘿蔔、馬鈴薯、地瓜、芋頭、山芋、香菇、舞菇、蘋果、鳳梨、竹筴魚、沙丁魚、鰹魚、鯖魚、秋刀魚、鮭魚、鱈魚、鯛魚、鰻魚、扇貝、章魚、魷魚、牛肉、豬肉、雞肉、羊肉、雞蛋、米、小麥、薑、紅棗、人蔘
   - **可以吃這個，**補血食材**：**菠菜、小松菜、小白菜、 洋蔥、紅蘿蔔、

草莓、葡萄、櫻桃、桃子、荔枝、梅子、竹筴魚、沙丁魚、鰹魚、鯖魚、秋刀魚、鮭魚、鱈魚、鯛魚、鰻魚、蛤蜊、蜆、牡蠣、羊栖菜、豬肉、雞肉、羊肉、雞蛋、紅棗、當歸、枸杞、芝麻

2. 過勞

過度勞累 →「氣」消耗過度 →「氣」不足 → 疲勞感、疲憊感

- **症狀：**疲勞感、疲憊、失眠
- **可以吃這個，**補氣食材：蔥、洋蔥、南瓜、紅蘿蔔、馬鈴薯、地瓜、芋頭、山芋、香菇、舞菇、蘋果、鳳梨、竹筴魚、沙丁魚、鰹魚、鯖魚、秋刀魚、鮭魚、鱈魚、鯛魚、鰻魚、扇貝、章魚、魷魚、牛肉、豬肉、雞肉、羊肉、雞蛋、米、小麥、薑、紅棗、人蔘
- **可以吃這個，**富含檸檬酸的食材：梨子
- **可以吃這個，**有效補充能量的食材：香蕉

3. 外在環境因素（濕邪）

體內水分代謝（體液循環）不佳 → 過多水分停聚在體內（水濕）→ 疲勞感、疲憊

- **症狀：**水腫及疲勞倦怠
- **可以吃這個，**利水作用佳的食材：韭菜、蔥、豆芽菜、茄子、牛蒡、西瓜、甜瓜、竹筴魚、鯖魚、海帶芽、羊栖菜、昆布、玉米

健康 POINTS

如果是上述三種因素引起，選擇可補充其不足營養及能量缺乏的食材，或是服用可輔助調理的中藥材來緩解。但僅靠飲食及中藥往往是不夠的，最好要一同改善生活習慣。透過充足的睡眠、良好的飲食、運動療法，三管齊下，打造不易疲勞的身體。

不適 2 眼睛疲勞、視力衰退

不舒服的由來

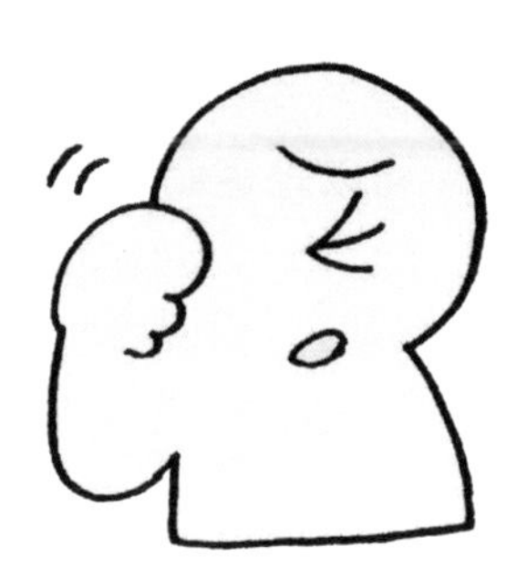

現代人時常用眼過度，很容易引起眼睛疲勞。長期下來便會感覺眼睛疼痛、視線模糊，嚴重者還會引起頭痛及嘔吐、肩膀僵硬等不適。除了眼睛使用過度，肉體疲勞、熬夜、睡眠不足所造成的身體疲勞，以及因為壓力及緊張等精神上的疲勞也會跟著浮上檯面。最重要的是，肝臟器功能的好壞，對眼睛有直接的影響，肝臟器功能不佳時，眼睛疲勞自然跟著來。

起因 vs. 保養

1. 肝臟器功能低下

肝臟器功能低下 → 養分難輸送到眼睛 → 眼睛疲勞

- **症狀：**眼睛疲勞伴隨著焦躁不安及肌肉僵硬、痠痛
- **可以吃這個，**養肝食材：韭菜、蘆筍、豆苗、番茄、葡萄、葡萄柚、竹筴魚、鯛魚、鱈魚、鰻魚、蜆、蛤蜊、扇貝、魷魚、昆布、枸杞

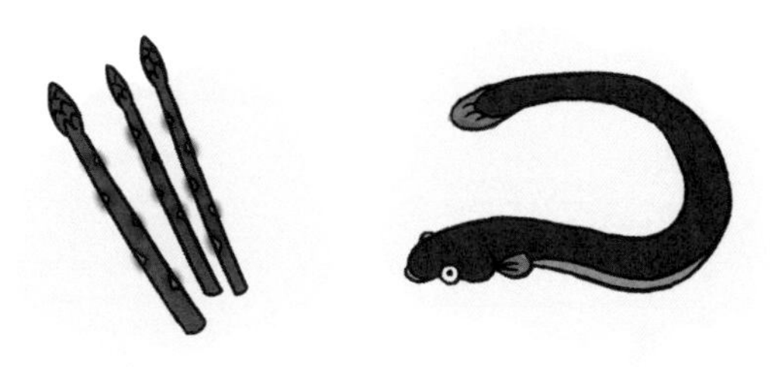

2. 精神上的壓力

壓力 → 肝臟象臟血不足 → 養分難以輸送到眼睛 → 眼睛疲勞

- **症狀：**眼睛疲勞伴隨著焦躁不安、肩膀僵硬、腹脹等症狀
- **可以吃這個，**養肝食材：韭菜、蘆筍、豆苗、番茄、葡萄柚、竹筴魚、鯛魚、鱈魚、鰻魚、蜆、蛤蜊、扇貝、魷魚、昆布、枸杞
- **可以吃這個，**幫助氣循環的食材：高麗菜、韭菜、蔥、洋蔥、檸檬、橘子、梅子、陳皮

健康 POINTS

要改善眼睛疲勞請讓眼睛充足休息。例如用眼 1 小時後看向遠方，或是閉上眼，讓眼睛休息一下。此外，熱敷眼睛也是不錯的做法。和眼睛息息相關的肝，會受到壓力影響，所以精神壓力較大時，建議盡可能遠離帶來壓力的事物，適度釋放壓力也很重要。

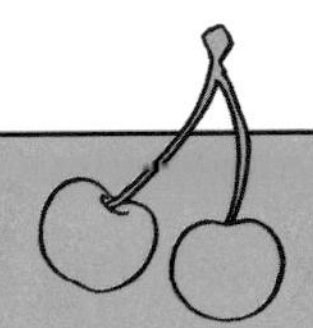

女性常見的不適症狀解答

不適 1 手腳冰冷畏寒

不舒服的由來

傳統醫學認為身體會發冷、畏寒手腳冰冷，是因為「陽氣不足」導致。那是因為帶給全身熱能的陽氣不足、停滯，使調節全身恆溫的機能低落，這又分為實寒及虛寒。

實寒指的是體內流動的陽氣停滯、不通暢而引起。生活習慣不佳（缺乏運動及睡眠不足等）為最主要原因。陽氣帶有能量，本該在體內流動，卻無法走遍全身的情況下，就會感到發冷。另外，血液循環不良也會造成陽氣運行停滯，身體會畏寒，特徵是手腳、腰部等部位會感到強烈冷意。另一方面，虛寒指的是由於老化及體質虛弱、手術後體力消耗等因素，導致無法順利生成陽氣而引起。

起因 vs. 保養

1. 生活作息紊亂（缺乏運動或睡眠不足等）

生活習慣不佳 → 血瘀狀態 →陽氣循環惡化 → 身體冰冷

- **症狀：**局部冰涼發冷

- **可以吃這個**，活血化瘀的食材：小白菜、韭菜、蔥、洋蔥、茄子、櫻桃、桃子、竹筴魚、沙丁魚、秋刀魚、海帶芽、羊棲菜、紅花

2. 老化、體質虛弱、手術後體力消耗

老化、體力消耗 → 產生陽氣功能低下 → 陽氣不足 → 身體發冷畏寒

- **症狀**：畏寒同時感到強烈疲勞、全身性發冷哆嗦
- **可以吃這個**，補陽氣的食材：韭菜、蝦子、羊肉、薑、肉桂

健康 POINTS

要調理身體畏寒，要先辨別是實寒還是虛寒。如果是實寒，需要調校會造成陽氣流通不順的生活習慣，虛寒的話，可以透過時食養生補充不足的陽氣。不管是哪種，長期積累下來，容易演變成慢性發炎，反而不容易好。所以平時就要好好養護照顧，不能大意，另外，少吃冰涼東西，改溫熱飲食，多吃具有暖身功效的溫性、熱性食材，有助改善。

不適 2 水腫

不舒服的由來

體內水分代謝機能低下，導致水分在皮下及細胞組織的間隙滯留。從局部水腫到全身性水腫，狀況五花八門，起因也跟著多元。

傳統醫學認為肺、脾、腎臟器功能低下是水腫發生主因。因為肺可以讓水分在體內全身循環流動，透過皮膚以汗水方式排出；主消化吸收的脾，則從飲食中吸收的水分運送到肺，腎扮演支援肺功能將過剩的水分排尿排出的角色，當這些機能運作不佳就會引起水腫。

起因 vs. 保養

1. 肺運作不良

肺臟器功能低下 → 全身水分代謝出問題 → 水腫

- **症狀**：水腫伴隨呼吸系統不適（支氣管炎及氣喘、咳嗽、多痰等）
- **可以吃這個**，養肺食材：白菜、蔥、洋蔥、白蘿蔔、蓮藕、山芋、紫蘇、百合根、梨子、柚子、薑

2. 脾運行不良

脾臟器功能低下 → 體內「水」運送到肺臟象的機能出問題 → 水腫

- **症狀**：水腫伴隨食慾不振、嘔吐、胃脹氣
- **可以吃這個**，健脾：高麗菜、蘆筍、蔥、洋蔥、豆苗、毛豆、南瓜、茄子、番茄、紅蘿蔔、馬鈴薯、地瓜、竹筍、舞菇、大豆、山藥、蘋果、櫻桃、檸檬、橘子、沙丁魚、鰹魚、鯖魚、秋刀魚、鮭魚、扇貝、蝦子、牛肉、雞肉、羊肉、米、薑、紅棗、葛根、人蔘

3. 腎運行不良

腎臟器功能低下 → 支援肺臟器的水分代謝機能及排尿機能低下 → 水腫

- **症狀**：水腫伴隨下肢沉重及腰痛
- **可以吃這個**，強腎食材：高麗菜、青花菜、牛蒡、地瓜、葡萄、栗子、竹筴魚、鮭魚、蝦子、羊棲菜、昆布、玉米、芝麻、黑豆
- **可以吃這個**，利尿效果佳的食材：白菜、豆芽菜、小黃瓜、茄子、白蘿蔔、竹筍、梨子、奇異果、羊棲菜、冬粉
- **可以吃這個**，利水佳的食材：茄子、鳳梨、葡萄、櫻桃、西瓜、甜瓜、羊棲菜、玉米、薑

健康 POINTS

一般來說，可藉由利尿劑來緩解水腫，但這只是短暫有效，無法根治。況且過度利尿會導致腎功能疲乏。找到自己水腫原因後，透過食養生增強五臟機能，就可以幫身體打底調理改善。

不適3 經痛

不舒服的由來

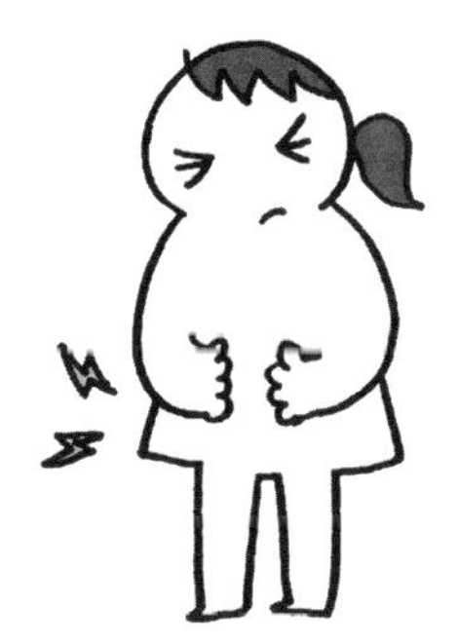

經痛，除了有感下腹疼痛，生理期也會引發焦躁不安、情緒低落、噁心想吐、腹脹、腹瀉等諸多不適，即所謂的 PMS 經前症候群，很多情況是連止痛藥也無法抑制，再說止痛藥也只是暫時性緩解，女性可能每個月都要經歷一次這樣的不舒服。

中醫認經痛是「氣」、「血」能量要素缺乏、停滯所致，只有子宮「氣」和「血」充足，月經才會順暢運作，如果兩者供給受到干擾，就會出現經期不適。

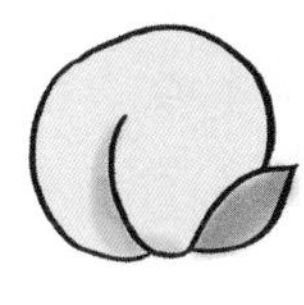

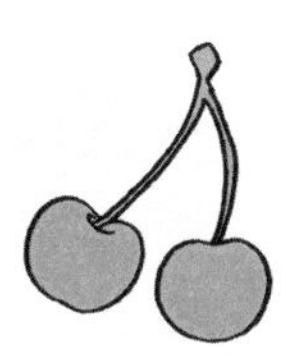

起因 vs. 保養

1. 血液循環不佳（血瘀）

「血」循環受阻 → 血瘀 → 子宮的「氣」、「血」供給停滯 → 經痛

- **症狀：**刺痛、經血中摻有許多黑色黏稠血塊
- **可以吃這個，**活血化瘀食材：小白菜、韭菜、蔥、洋蔥、茄子、櫻桃、桃子、竹筴魚、沙丁魚、秋刀魚、海帶芽、羊棲菜、紅花

2. 「氣」、「血」不足

「氣」、「血」不足 → 子宮的「氣」和「血」供給停滯 → 經痛

- **症狀：**伴隨倦怠及無力感的嚴重經痛
- **可以吃這個，**補氣：蔥、洋蔥、南瓜、紅蘿蔔、馬鈴薯、地瓜、芋頭、山芋、香菇、舞菇、蘋果、鳳梨、竹筴魚、沙丁魚、鰹魚、鯖魚、秋刀魚、鮭魚、鱈魚、鯛魚、鰻魚、扇貝、章魚、魷魚、牛肉、豬肉、雞肉、羊肉、雞蛋、米、小麥、薑、紅棗、人蔘
- **可以吃這個，**補血：菠菜、小松菜、小白菜、 洋蔥、紅蘿蔔、草莓、葡萄、櫻桃、桃子、荔枝、梅子、竹筴魚、沙丁魚、鰹魚、鯖魚、秋刀魚、鮭魚、鱈魚、鯛魚、鰻魚、蛤蜊、蜆、牡蠣、羊棲菜、豬肉、雞肉、羊肉、雞蛋、紅棗、當歸、枸杞、芝麻

健康 POINTS

飲食調理養生同時，養成規律運動、良好的睡眠品質及好生活習慣，也能大大改善經痛及緩解經期間的其他不適症。

不適4 經期不順、紊亂

不舒服的由來

女性月經普遍以 28 天為一週期，前後 7 日內的差異都屬正常。但當這樣的規律節奏被打亂，持續三個月以上的情況下就稱為「經期不順」。西醫認為這是荷爾蒙失調、壓力、疲勞等所引起，傳統醫學則提出兩大原因。

一是壓力等精神上負荷出狀況，控管「氣」循環的肝功能低下而引起肝氣鬱結導致，另一個是控管荷爾蒙等內分泌系統的腎功能不佳（腎虛）引起經期不順。

起因 vs. 保養

1. 肝臟器障礙（肝氣鬱結）

   肝臟器功能低下 → 形成月經的「氣」、「血」不足、停滯 → 經期不順

   - **症狀**：月經週期不穩定、紊亂
   - **可以吃這個**，養肝食材：韭菜、蘆筍、豆苗、番茄、葡萄、葡萄柚、竹筴魚、鯛魚、鱈魚、鰻魚、蜆、蛤蜊、扇貝、昆布、魷魚、枸杞
   - **可以吃這個**，活血化瘀的食材：小白菜、韭菜、蔥、洋蔥、桃子、竹筴魚、沙丁魚、海帶芽、羊棲菜、紅花

2. 腎虛

腎臟器功能低下 → 荷爾蒙平衡失調 → 經期不順

- **症狀：**經期延遲，甚至出現停經症狀（連續幾個月生理期間隔在 35 天以上）
- **可以吃這個，**強腎食材**：**高麗菜、青花菜、牛蒡、地瓜、葡萄、栗子、竹筴魚、鮭魚、蝦子、羊棲菜、昆布、玉米、芝麻、黑豆

健康 POINTS

突發性壓力也會引起生理期紊亂，甚至隨著年紀增長，持續出現經期不順。如果因為強烈的疲勞感及壓力，導致經期突然不規則，就必須要意識到這是身體給出的警訊，要好好重視照顧自己的身心健康。

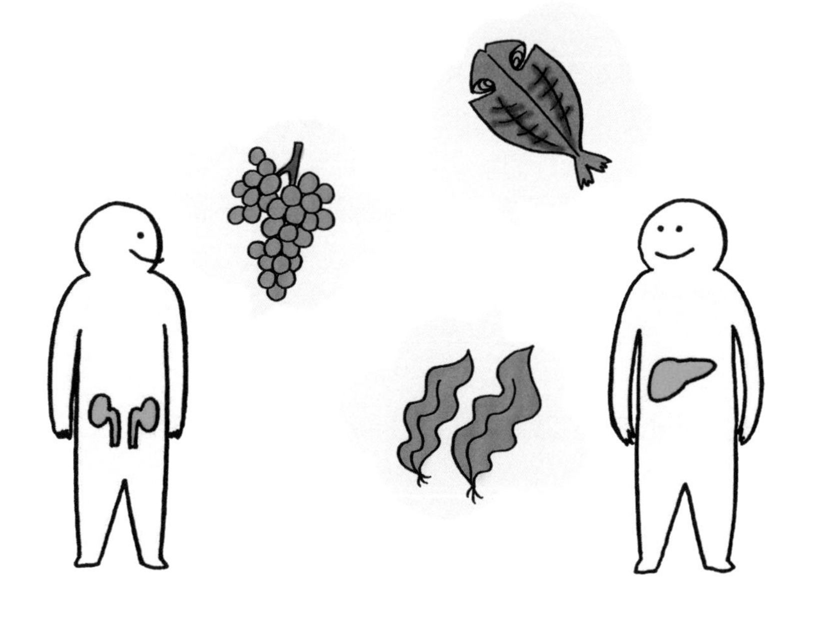

不適5 更年期症候群

不舒服的由來

女性更年期症候群泛指從性成熟期到老年期的過渡期間，發生的各種身體不適的總稱。主要的症狀如肩膀僵硬及失眠、頭痛、腰痛、焦躁不耐煩、精神不穩等。症狀的嚴重程度各有不同，但基本上每個人都會經歷。而且不只女性，男性也會有更年期困擾。

就女性生理情況，從性成熟期進入到更年期，卵巢功能會逐漸衰退，性激素的分泌也會漸漸減少。由於內分泌功能下降，內臟功能衰退及自律神經失調也會伴隨而來，容易感覺身體不適，但找不到明確病因（不定愁訴症）。

傳統醫學認為，腎是人類成長及發育不可或缺的臟器，影響的層面非常廣泛，卵巢機能及性激素的代謝也與腎臟系功能息息相關。故更年期不適與之有關。

起因 vs. 保養

1. 腎虛

腎臟器功能低下 → 卵巢功能衰退 → 性激素分泌機能低下 → 更年期症狀

- **症狀：**經期不順、腰部沉重、腰痛、疲勞倦怠感、皮膚乾燥、下肢浮腫、焦躁不耐煩、精神不穩、失眠、肩膀僵硬等
- **可以吃這個，**強腎食材：高麗菜、青花菜、牛蒡、地瓜、葡萄、栗子、竹筴魚、鮭魚、蝦子、羊棲菜、昆布、玉米、芝麻、黑豆

2. 肝功能低下（肝氣鬱結）

肝臟器功能低下 →「氣」、「血」不足，停滯 → 更年期症狀

- **症狀：**焦躁不耐煩、情緒低落、潮熱（皮膚發紅）等
- **可以吃這個，**養肝食材：韭菜、蘆筍、豆苗、番茄、葡萄、葡萄柚、竹筴魚、鯛魚、鱈魚、鰻魚、蜆、蛤蜊、扇貝、昆布、魷魚、枸杞

健康 POINTS

腎虛被認為是更年期的最大原因，使用強健腎臟象功能的食材和中藥材，可有效改善。當覺得焦躁不安的時候，不妨使用香氛精油放鬆、喝花草茶舒緩、閱讀或做自己喜歡的事等等，去嘗試找到專屬自己的舒壓方式。

不適6 貧血

不舒服的由來

西醫將血液成分不足稱作貧血，但在傳統醫學，「血」的必需量不足及血的生成能力低落，歸類為「血虛」。先天性因素之外，也會因為生成「血」的脾虛弱，或負責貯存的肝出問題，甚至「血」的重要成分「精」不足（腎虛），產生血虛、貧血。

起因 vs. 保養

1. 脾功能低下

脾功能低下 → 無法從飲食中生成營養 →「氣」、「血」不足 → 貧血

- **症狀**：容易疲勞、食慾不振
- **可以吃這個**，健脾食材：高麗菜、蘆筍、蔥、洋蔥、豆苗、毛豆、南瓜、茄子、番茄、紅蘿蔔、馬鈴薯、地瓜、竹筍、舞菇、大豆、山藥、蘋果、櫻桃、檸檬、橘子、沙丁魚、鰹魚、鯖魚、秋刀魚、鮭魚、扇貝、蝦子、牛肉、雞肉、羊肉、米、薑、紅棗、葛根、人蔘

2. 壓力造成的肝臟器功能衰弱

壓力 → 肝臟器功能衰弱 →「血」的儲藏不易 → 貧血

- **症狀**：焦躁不耐煩、肩膀僵硬、肌肉痠痛、眼睛不適等
- **可以吃這個**，養肝食材：韭菜、蘆筍、豆苗、番茄、葡萄、葡萄柚、竹筴魚、鯛魚、鱈魚、鰻魚、蜆、蛤蜊、扇貝、昆布、魷魚、枸杞
- **可以吃這個**，補血食材：菠菜、小白菜、 洋蔥、紅蘿蔔、葡萄、櫻桃、梅子、竹筴魚、沙丁魚、鰹魚、鯖魚、秋刀魚、鮭魚、鱈魚、鯛魚、鰻魚、蛤蜊、蜆、羊棲菜、雞肉、羊肉、雞蛋、小麥、枸杞

3. 腎臟器功能低下（腎虛）

腎臟器功能低下 →「精」不足 →「血」不足（血虛）→ 貧血

- **症狀**：掉髮、下肢沉重、腰痛等
- **可以吃這個**，強腎食材：高麗菜、青花菜、牛蒡、地瓜、葡萄、栗子、竹筴魚、鮭魚、蝦子、羊棲菜、昆布、玉米、芝麻、黑豆

健康 POINTS

貧血大部分是五臟臟象中的脾、肝、腎，其中一個功能出問題引發，從症狀去分析找出自身問題所在，好好對症改善，同時也積極攝取補血食材。要切記想養好血液狀態並非短期可蹴，可能會需要數個月時間耐心調理。

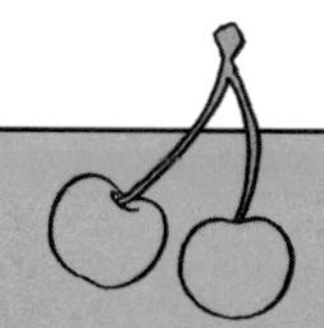

男性常見的不適症狀解答

不適 1 精力衰退

不舒服的由來

因老化引起的精力衰退，任誰隨著年紀增長，都會遇到這等情事。傳統醫學指出性功能衰退是因為腎虛，老化雖然是主要因素，但過度頻繁的性生活也會導致腎虛。

再者，腎機能運作範圍包括腎臟、腎上腺、膀胱、生殖器等。故腎上腺分泌性激素失調，就會造成性功能衰退。另外，過勞及壓力也會使精力衰退。關於性猝死、性方面的自卑情結、早洩及不舉，擔心尺寸短小導致無法性交等案例，其實都跟性神經衰弱有關聯。

起因 vs. 保養

1. 老化（腎虛）

老化 → 腎臟器功能低下（腎虛）→ 精力衰退

- **症狀：**腰部及下肢沉重、精力衰退並伴隨疲勞感
- **可以吃這個，**強腎食材**：**高麗菜、青花菜、牛蒡、地瓜、葡萄、栗子、竹筴魚、鮭魚、蝦子、羊棲菜、昆布、玉米、芝麻、黑豆

- **可以吃這個**，富含鋅的食材：章魚、牛肉、舞菇

2. 過勞與壓力

過勞、壓力 →「氣」不足且停滯 → 精力（性慾）衰退

- **症狀**：性慾減退、勃起功能障礙
- **可以吃這個**，補氣：蔥、洋蔥、南瓜、紅蘿蔔、馬鈴薯、地瓜、芋頭、山芋、香菇、舞菇、蘋果、鳳梨、竹筴魚、沙丁魚、鰹魚、鯖魚、秋刀魚、鮭魚、鱈魚、鯛魚、鰻魚、扇貝、章魚、魷魚、牛肉、豬肉、雞肉、羊肉、雞蛋、米、小麥、薑、紅棗、人蔘
- **可以吃這個**，強化氣循環：高麗菜、韭菜、蔥、洋蔥、檸檬、橘子、梅子、陳皮

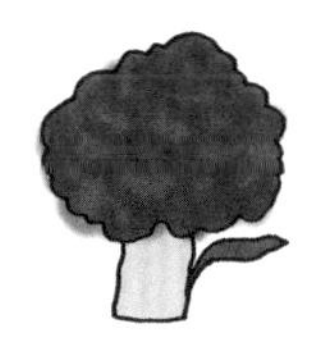
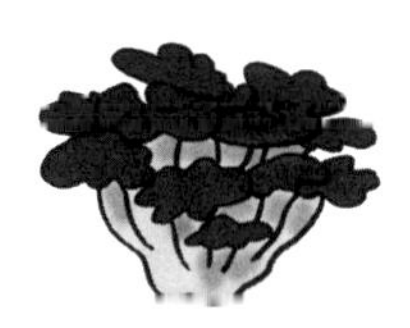
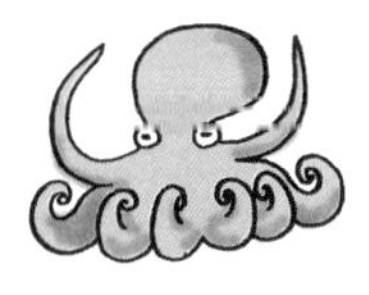

健康 POINTS

以對症療法來說，西醫會使用荷爾蒙藥物治療，雖然有其療效，但不代表能根治。老化造成的精力衰退，以動物而言是一個自然的過程。但如果年紀輕輕或正值中壯年卻精力衰退，有可能是疲勞或生病等消耗性原因，或是心理精神層面的問題造成。

對於精力衰退及勃起功能障礙（ED），病因治療是先決條件，食養生或尋求中醫、心理諮商等都會有不錯的改善效果。另外，鋅元素對於調理改善精力衰退有著良好效果，可多多攝取章魚、牛肉等富含鋅元素的食材。

不適 2 掉髮、脫毛

不舒服的由來

因老化引起的掉髮，每個人都有可能會遇到。但除此之外，皮膚疾病、荷爾蒙的變化、過敏、藥物副作用、紫外線影響、壓力等，也會造成掉髮、頭髮稀疏。如果想不到是什麼原因，有可能是身體或精神上的健康狀態出現惡化情形。

傳統醫學指出頭髮為「血餘」。「血」是體內不可缺少的要素，而受到「血」滋養的頭髮髮質會明顯反映出人的健康狀態。若體內「血」不足甚至停滯，身體為了優先保護最重要的內臟，會先將「血」輸送回內臟，因此供應給頭髮養分的「血」就會減少，就會導致掉髮、頭髮變細變稀疏。

起因 vs. 保養

1. 老化（腎虛）

老化 → 腎臟器功能低下（腎虛）→ 掉髮

- **症狀**：伴隨老化症狀（聽力衰退及排尿問題）的壯年性脫毛症
- **可以吃這個**，強腎食材：高麗菜、青花菜、牛蒡、地瓜、葡萄、栗子、竹筴魚、鮭魚、蝦子、羊棲菜、昆布、玉米、芝麻、黑豆

2. 「血」不足（血虛）

「血」不足 →「血」供給困難 → 掉髮

- **症狀：**伴隨貧血症狀的掉髮，指甲容易斷裂
- **可以吃這個，**補血食材**：**菠菜、小松菜、小白菜、 洋蔥、紅蘿蔔、草莓、葡萄、櫻桃、桃子、荔枝、梅子、竹筴魚、沙丁魚、鰹魚、鯖魚、秋刀魚、鮭魚、鱈魚、鯛魚、鰻魚、蛤蜊、蜆、牡蠣、羊棲菜、豬肉、雞肉、羊肉、雞蛋、紅棗、當歸、枸杞、芝麻

健康 POINTS

掉髮或頭髮稀疏是反映體內健康有無惡化態勢，作為提醒你「血」的供應不正常的警告指標。若不是因為老化而是血虛造成的脫髮，除了多多攝取補血食材來改善「血」不足及停滯的狀況，搭配調整生活習慣（睡眠及壓力消除等）更為重要！

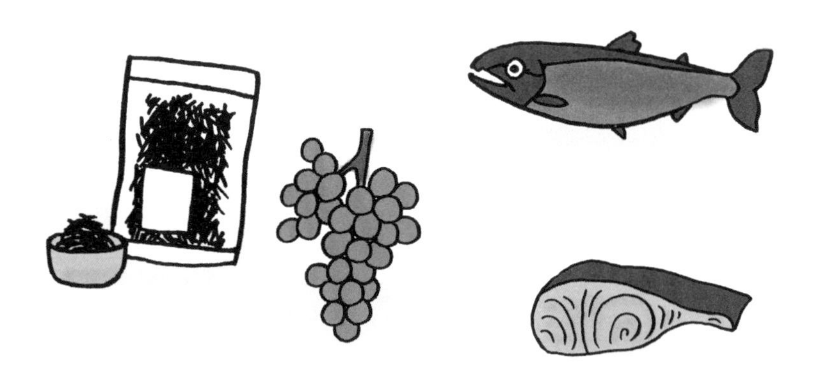

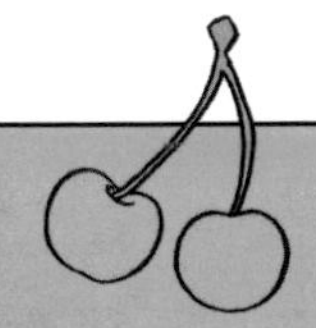

慢性病的不適症狀解答

不適1 高血壓、動脈硬化

不舒服的由來

高血壓泛指血壓持續偏高的慢性疾病，除了頭痛及頭暈、肩膀僵硬等症狀之外，嚴重時可能會導致動脈硬化及心肌梗塞。因為平常絕大多數時候可能沒什麼明顯症狀，得多加小心注意。西醫原則上是透過藥物控制來治療，對心臟及血管有直接效果，可以快速控制血壓值，但不是從根本上治療。

傳統醫學則將高血壓看成是壓力（肝臟器運作不順）或老化（腎臟器運作不順）關係導致血管及血液汙濁（血瘀）所引起的病症。

起因 vs. 保養

1. 壓力性血瘀

壓力 →「氣」循環不佳 → 幫助運行「氣」循環的「血」流動停滯 → 血瘀狀態 → 血壓上升

- **症狀：**伴隨焦躁不耐煩情緒的高血壓

- **可以吃這個，**促進「氣」循環的食材**：**高麗菜、韭菜、蔥、洋蔥、檸檬、橘子、梅子、陳皮
- **可以吃這個，**活血化瘀的食材**：**小白菜、韭菜、蔥、洋蔥、茄子、櫻桃、桃子、竹筴魚、沙丁魚、秋刀魚、海帶芽、羊棲菜、紅花

2. 生活作息不規律（血瘀）

生活作息紊亂 → 血瘀狀態 → 血壓上升

- **症狀：**兼有肥胖及其他慢性病的高血壓
- **可以吃這個，**活血化瘀的食材**：**小白菜、韭菜、蔥、洋蔥、茄子、櫻桃、桃子、竹筴魚、沙丁魚、秋刀魚、海帶芽、羊棲菜、紅花

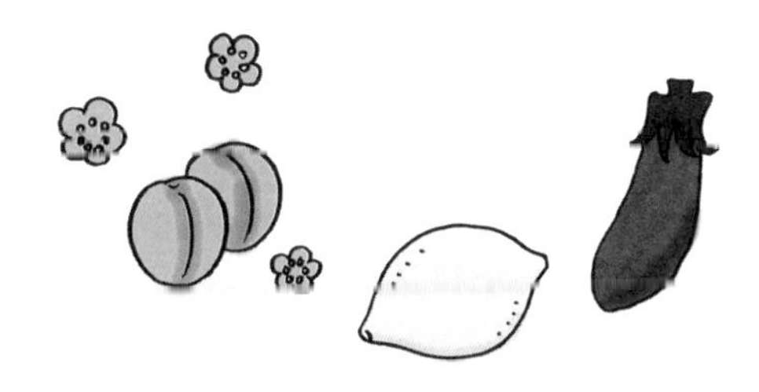

健康 POINTS

有部分高血壓是先天性或遺傳造成，但多數是因為缺乏運動、壓力、睡眠不足等生活習慣所引起的疾病。不僅要控管血壓，建議醫師或中醫專家找出病因後進行調理養護，維持身體生理機制規律平衡。

不適 2 高血脂（血脂異常）

不舒服的由來

高血脂是成人病的一種，意指血液中的膽固醇、三酸甘油脂等異常增加，通常是吃太多導致攝取過多脂質，以及缺乏運動等造成，一旦血液中的脂質變多，過剩的油脂會會附著在血管內壁，造成動脈硬化。

西醫會使用可控管膽固醇數值的藥物來治療，傳統醫學則認為是痰濕或血瘀引起血脂異常。在痰濕的情況下，多餘的水分（也包含像濃湯般質地的液狀脂質）長期聚積在體內，使得血漿（血液中的液體成分含括在內）中的膽固醇及中性脂肪偏高。如果是血瘀，血液品質會變差，濃稠的血脂在血管內壁沉積，血液循環不佳導致流動停滯，血管堵塞進而造成動脈硬化及高血脂症。

起因 vs. 保養

1. 暴飲暴食及生活作息糟（痰濕）

暴飲暴食及生活習慣不正常 → 體內產生痰濕滯留 → 血管內產生液狀脂質聚積 → 血瘀 → 異常血脂症

- **症狀：**血脂異常，還帶有身體沉重倦怠、噁心想吐、食慾不振等
- **可以吃這個，**祛濕化痰的食材**：**芋頭、梨子、海帶芽、昆布

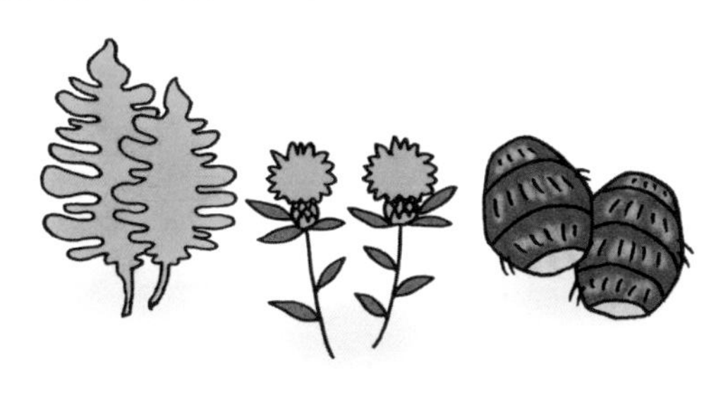

2. 生活作息紊亂（血瘀）

生活習慣不佳 → 血瘀 → 膽固醇（脂質）異常造成動脈硬化 → 血脂異常

- **症狀：**血脂異常伴隨血壓及血糖上升、手腳麻痺疼痛、胸痛等
- **可以吃這個，**活血化瘀的食材**：**小白菜、韭菜、蔥、洋蔥、茄子、櫻桃、桃子、竹筴魚、沙丁魚、秋刀魚、海帶芽、羊棲菜、紅花

健康 POINTS

高血脂（膽固醇、三酸甘油脂異常）是與生活習慣有深度綁定的疾病。造成疾病的原因 — 痰濕及血瘀，也是歸咎於生活習慣不良（缺乏運動及暴飲暴食、熬夜等）。要跟慢性病說再見，就先從改變生活習慣開始吧！

不適 3 癌症（預防為主）

不舒服的由來

正常的細胞有可能異變成癌細胞，原因不少，諸如藥物、空氣汙染、添加物、壓力、老化等，而癌細胞會發生在臟器及骨骼等部位，不斷增生且不會凋亡，但它具體由來是什麼，目前尚未有明確答案。

中醫以岩石般堅硬的腫瘤來解釋癌細胞，「在『疒』字邊裡面寫上代表岩石的『嵒』，讀作癌 」。一般認為「血」、「水」流動停滯，就會產生結節（腫瘤）。以下介紹是針對血瘀及痰濕原因，可做的應對改善。

起因 vs. 保養

1. 生活作息不正常（血瘀）

生活習慣不佳（缺乏運動等）→ 血液循環停滯 → 血瘀狀態 → 容易引發癌症

- **可以吃這個**，活血化瘀的食材：小白菜、韭菜、蔥、洋蔥、茄子、櫻桃、桃子、竹筴魚、沙丁魚、秋刀魚、海帶芽、羊棲菜、紅花

2. 痰濕

水分代謝機能低下 → 體內「水」長期停滯聚積 → 痰濕狀態 → 血瘀狀態 → 容易誘發癌症

- **可以吃這個**，祛濕化痰食材：芋頭、梨子、海帶芽、昆布
- **可以吃這個**，抗氧化的食材：菠菜、青花菜、南瓜、紅蘿蔔、奇異果、蘋果、草莓、橘子、芝麻、納豆

健康POINTS

隨著科技進步，治療方法也愈趨進步，現在已可抑制癌細胞生長，或是透過手術切除來攻擊或殺死癌細胞，提供能量給正常細胞的治療方式。搭配癌症治療同時，建議也要改善生活習慣，多吃上述對於癌症有預防及抑制效果的食材（但切記不能過度）。

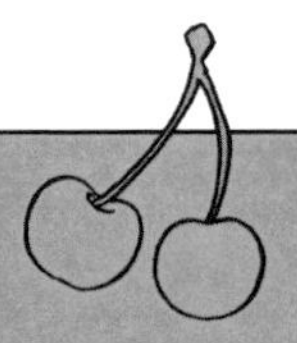

過敏引起的不適症狀解答

不適 1 花粉症（鼻炎）

不舒服的由來

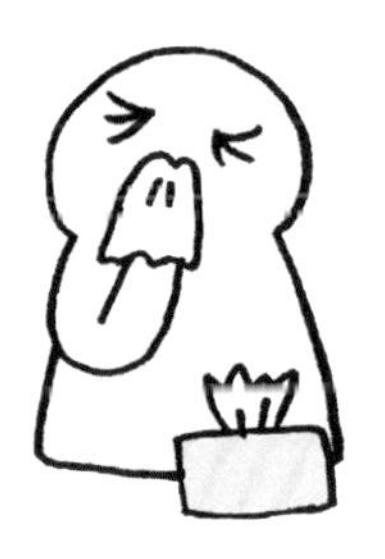

鼻腔黏膜沾染到花粉、塵蟎、黴菌、灰塵等，對特定物質有過敏反應，連帶引起打噴嚏及流鼻水、鼻塞，眼睛發癢及充血等症狀。當這些外部的異物入侵體內，保護身體的抗原抗體反應會變得敏感，對本不會對身體有害的物質產生反應。

深受過敏性鼻炎困擾的人逐年增加，不只是季節性的花粉過敏，對塵蟎及黴菌、灰塵等過敏的常年過敏性鼻炎也呈現上升趨勢。

傳統醫學則認為「氣」、「血」、「水」不足或失衡，導致對外部刺激的防禦能力減弱是誘發的原因。其中擔任驅動體內水循環機能及抵抗外部防衛能力的肺是最大關鍵。另外，體內剩餘水分過多也是原因之一，因為暴飲暴食、過勞、壓力等而引發胃腸機能低下，水分的消化吸收受阻，代謝不佳就會導致鼻炎。這又與掌管胃腸機能的脾脫不了干係。

起因 vs. 保養

1. 肺臟器功能不佳

肺臟器機能低下 → 水分代謝惡化 → 鼻炎

- **症狀**：鼻炎伴隨感冒等傳染疾病
- **可以吃這個**，養肺食材：白菜、蔥、洋蔥、白蘿蔔，蓮藕、山芋、紫蘇、百合根、梨子、柚子、薑

2. 脾臟器功能不佳

暴飲暴食、過勞、壓力 → 脾臟器機能低下 → 胃腸機能低下 → 水分消化吸收受阻 → 水分代謝惡化 → 鼻炎

- **症狀**：食慾不振及胃脹氣，伴隨疲勞感的鼻炎
- **可以吃這個**，健脾食材：高麗菜、蘆筍、蔥、洋蔥、豆苗、毛豆、南瓜、茄子、番茄、紅蘿蔔、馬鈴薯、地瓜、竹筍、舞菇、大豆、山藥、蘋果、櫻桃、檸檬、橘子、沙丁魚、鰹魚、鯖魚、秋刀魚、鮭魚、扇貝、蝦子、牛肉、雞肉、羊肉、米、薑、紅棗、葛根、人蔘

健康 POINTS

鼻炎變慢性的話，很有可能五臟（主要是脾與肺）不適出問題，因此持續強健保養五臟機能是必須的。調整生活習慣，也可以讓過敏症狀獲得改善。最好可找出引發症狀的過敏原並遠離迴避。例如戴上口罩及護目鏡，可以有效防止花粉進入體內。

不適 2 異位性皮膚炎

不舒服的由來

癢得難耐、蔓延全身的皮疹是異位性皮膚炎特徵，發生原因包含對抗外部刺激的皮膚機能過度反應與內臟機能減弱。如果是遺傳性或先天性，主要是容易產生引發發炎的過敏型抗體 IgE（免疫球蛋白 E）體質所造成。西醫治療的出發點，會為了抑止發炎，使用內服或外用的類固醇及抗過敏藥物。

傳統醫學認為脾與肺的影響是關鍵，脾會製造供應給皮膚的「氣」和「血」，脾弱的話，皮膚能利用的「氣」、「血」不足，就會引起異位性皮膚炎。肺與生成皮膚黏膜機能緊密相關，肺功能虛弱，皮膚對於外部刺激的防禦機能也會減弱，就會引起皮膚問題。

起因 vs. 保養

1. 脾臟器功能不佳

脾機能低下 → 無法從飲食中產生營養 → 「氣」和「血」不足 → 給皮膚的「氣」、「血」供應停滯 →「氣」「血」難以到達皮膚 → 異位性皮膚炎

- **症狀：**異位性皮膚炎，同時食慾不振及身體沉重、疲勞、消瘦
- **可以吃這個，**健脾食材：高麗菜、蘆筍、蔥、洋蔥、豆苗、毛豆、南瓜、茄子、番茄、紅蘿蔔、馬鈴薯、地瓜、竹筍、舞菇、大豆、山藥、蘋果、櫻桃、檸檬、橘子、沙丁魚、鰹魚、鯖魚、秋刀魚、鮭魚、扇貝、蝦子、牛肉、雞肉、羊肉、米、薑、紅棗、葛根、人蔘

2. 肺臟器功能不佳

肺機能低下 → 皮膚黏膜機能減弱 → 從肺輸送出的體液（潤澤皮膚）供應停滯 → 皮膚乾燥 → 皮膚發炎

- **症狀：**異位性皮膚炎伴隨呼吸系統疾病及免疫力低
- **可以吃這個，**養肺食材**：**白菜、蔥、洋蔥、白蘿蔔，蓮藕、山芋、紫蘇、百合根、梨子、柚子、薑
- **可以吃這個，**清熱解毒食材**：**小白菜、番茄、蒟蒻、蜆
- **可以吃這個，**清熱滋陰食材**：**西瓜

健康 POINTS

出生就帶有的先天性脾肺虛弱體質，容易引發兒童異位性皮膚炎，但是如果勤加照顧養護尚未發展成熟的臟器，隨著成長，自然而然改善的案例也不在少數。這通常可透過食材及中藥為主的養生調理。

如果是後天造成，因不良生活習慣（疲勞及暴飲暴食、抽菸等）削弱了脾與肺的機能，則可反過來調整對身體有益的作息（避免過量的糖、油、刺激物等，充足睡眠、注意保濕等），而且還要持之以恆才能永保安康。

不適3 咳嗽

不舒服的由來

咳嗽是身體為了清除氣管內的異物（病毒及細菌等）而有的初級免疫系統防衛動作。但是長期慢性咳嗽會引起消耗過量，根據不同情況，可能還會出現失眠及食慾低落的次要症狀。西醫是以止咳藥來治療，傳統醫學則會以祛除外部刺激，及改善引起不適的體內狀態，從根本上解決問題。中醫指出引起咳嗽主要因素為肺受冷（寒邪）或火氣（火邪）等外邪，造成陰虛狀態（呼吸困難及支氣管炎、咽喉炎、乾咳、氣喘等）。

起因 vs. 保養

1. 冰冷及寒冷（寒邪）

冰冷體質、外部的冰冷及寒冷 → 身體畏冷 →（痰多）咳嗽

- **症狀：**伴隨較稀、較水的鼻水等分泌物的咳嗽
- **可以吃這個，**暖和身體的食材**：**韭菜、蔥、洋蔥、南瓜、桃子、櫻桃、荔枝、杏桃、橘子、竹筴魚、沙丁魚、鯖魚、鮭魚、蝦子、雞肉、羊肉、陳皮、薑、紅棗、肉桂、大蒜

2. 火邪入侵及病毒細菌的影響

火邪、病毒、細菌 → 肺熱 → 熱性咳嗽

- **症狀：**痰呈黃色且黏稠（暖和時更容易咳嗽）
- **可以吃這個，**清熱食材**：**菠菜、小白菜、蘆筍、豆芽菜、豆苗、秋葵、小黃瓜、茄子、番茄、白蘿蔔、牛蒡、蕪菁、蓮藕、竹筍、蒟蒻、舞菇、香蕉、蘋果、梨子、草莓、鳳梨、奇異果、西瓜、甜瓜、柿子、葡萄柚、柚子、沙丁魚、蛤蜊、蜆、螃蟹、昆布、海帶芽、羊棲菜、蛋白、牛奶、起司、小麥、陳皮、當歸、葛根、人蔘、冬粉

3. 老化及生病帶來的體力消耗（陰虛）

老化、體力耗損 → 肺臟器中欠缺滋潤的水分（肺陰虛）→ 肺乾燥 → 肺熱 → 乾咳

- **症狀**：肌膚乾燥及喉嚨乾渴、伴隨潮熱的乾咳
- **可以吃這個，養肺食材**：白菜、蔥、洋蔥、白蘿蔔、蓮藕、山芋、紫蘇、百合根、梨子、柚子、薑
- **可以吃這個，滋陰食材**：白菜、菠菜、小松菜、蘆筍、豆苗、白蘿蔔、蓮藕、芋頭、百合根、鳳梨、西瓜、羊棲菜、豬肉、牛奶、起司、小黃瓜、番茄、梨子、檸檬、芝麻

健康 POINTS

藉由症狀來辨別咳嗽種類（是乾咳還是有痰的咳嗽？痰是什麼顏色等）是很重要的步驟！

濕性（痰多）的情況，是因為發冷及濕氣所引起，注意身體保暖即可改善。熱性咳嗽，因為肺在發炎，就需要多攝取可以清熱的食材，同時搭配中藥調理。乾咳則是肺臟器缺乏水分滋潤，這時多吃些滋潤肺及身體的食材，搭配中藥材加以緩解即可。

不適 4 肌膚粗糙、乾燥

不舒服的由來

傳統醫學認為「血」不足（血虛）以及循環不健全（血瘀）是肌膚鬧乾荒主因。「血」能幫忙提供營養給皮膚，讓肌膚獲得滋潤，循環不健全的話，皮膚狀況就會變差。而肺主毛皮，掌控皮膚機能的肺缺水，也會造成肌膚乾燥。想改善，潤肺及增強肺機能不可少。

起因 vs. 保養

1. 「血」不足（血虛）

脾臟器機能低下 →「氣」、「血」不足 →「氣」和「血」循環停滯 → 腎所產生的「精」減少及體內「水」減少 →「血」不足 → 皮膚粗糙、乾燥

- **症狀**：皮膚乾燥、氣色差
- **可以吃這個**，補血食材：菠菜、小松菜、小白菜、 洋蔥、紅蘿蔔、草莓、葡萄、櫻桃、桃子、荔枝、梅子、竹筴魚、沙丁魚、鰹魚、鯖魚、秋刀魚、鮭魚、鱈魚、鯛魚、鰻魚、蛤蜊、蜆、牡蠣、羊棲菜、豬肉、雞肉、羊肉、雞蛋、紅棗、當歸、枸杞、芝麻

2. 血瘀

血液循環停滯（血瘀狀態）→ 阻礙供應給皮膚的「血」→ 皮膚粗糙、乾燥

- **症狀**：皮膚暗沉、色素沉澱、肝斑、雀斑
- **可以吃這個**，活血化瘀的食材：小白菜、韭菜、蔥、洋蔥、茄子、櫻桃、桃子、竹筴魚、沙丁魚、秋刀魚、海帶芽、羊棲菜、紅花

3. 肺臟器機能不佳

肺臟器機能低下 → 從肺循環到皮膚的「水」（體液）不足 → 皮膚粗糙、乾燥

- **症狀**：皮膚乾燥、乾咳、呼吸困難
- **可以吃這個，養肺食材**：白菜、蔥、洋蔥、白蘿蔔、蓮藕、山芋、紫蘇、百合根、梨子、柚子、薑
- **可以吃這個，滋陰食材**：白菜、菠菜、小松菜、蘆筍、豆苗、白蘿蔔、小黃瓜、番茄、蓮藕、芋頭、百合根、鳳梨、西瓜、檸檬、梨子、羊棲菜、豬肉、牛奶、起司、白芝麻

健康POINTS

慢性疾病（粉瘤體質及先天性異位性皮膚炎等）不是主因的話，那麼可以推論由生活習慣引起的肌膚敏感問題，建議攝取健肺滋陰食材，幫助清燥潤肺。要切記壓力或熬夜、疲勞、攝取過多油膩食物及糖分、抽菸喝酒對肌膚影響大，戒掉不良生活習慣才是最重要的。

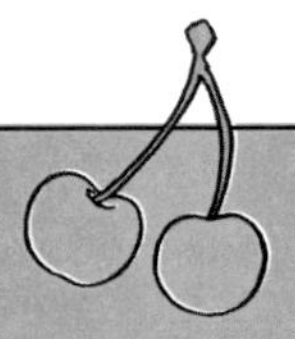

身心精神層面的不適症狀解答

不適1 精神不穩（焦躁不安、情緒低落）

不舒服的由來

受到壓力影響，會引發焦躁不安或情緒低落、失眠、無精打采等精神層面的諸多不適。這也可能會出現其他如疲勞、頭痛、頭暈、心悸、食慾不振、暴飲暴食等生理上的不舒服。

傳統醫學指出由交感神經與副交感神經所組成的自律神經，可以看待成「陽」（陽氣，使身體行動充滿活力的能量）與「陰」（舒緩鎮靜活動時疲憊的身心，具有防止因活動而過於興奮的作用的能量）兩股機制相互合作，保持平衡，對於精神心理狀態的修復有正面影響。

除此，自律神經和中醫五臟中的心、肝關係密切，若心肝功能衰退會擾亂精神層面微妙的平衡點，許多與自律神經相關的身心問題就會出現。

起因 vs. 保養

1. 陽氣不足

感到寒冷或長期疲勞、壓力 → 陽氣不足 → 心理健康出問題 → 精神

狀態不穩定

- **症狀**：不安感、無精打采、憂鬱
- **可以吃這個**，補充陽氣的食材：韭菜、蝦子、羊肉、薑、肉桂

2. 陰不足

壓力 → 陰不足 → 心理健康出問題 → 精神狀態不穩定

- **症狀**：焦躁不安、易怒、歇斯底里
- **可以吃這個**，滋陰食材：白菜、菠菜、小松菜、豆苗、白蘿蔔、小黃瓜 、番茄、蓮藕、芋頭、鳳梨、西瓜、檸檬、梨子、羊棲菜、豬肉、牛奶、起司、白芝麻

3. 肝臟器功能不佳

壓力 → 肝功能低下 →「氣」、「血」循環不良 → 自律神經失調 → 精神不穩

- **症狀**：焦躁不安、激烈的情緒起伏、脹氣、頭痛、肩膀僵硬等
- **可以吃這個**，幫助氣循環的食材：高麗菜、韭菜、蔥、洋蔥、檸檬、橘子、梅子、陳皮
- **可以吃這個**，養肝食材：韭菜、蘆筍、豆苗、番茄、葡萄、葡萄柚、竹筴魚、鯛魚、鱈魚、鰻魚、蜆、蛤蜊、扇貝、魷魚 、昆布、枸杞
- **可以吃這個**，鎮靜效果佳的食材：蕪菁

4. 心臟器功能不佳

過度煩惱擔心、不安等 → 心功能低下 → 精神不穩定

「血」不足 → 自律神經失調 → 精神不穩定

- **症狀**：不安、心悸、失眠等
- **可以吃這個**，強心食材：紅蘿蔔、番茄、蓮藕、西瓜、牡蠣、牛奶、雞蛋、小麥、紅豆、紅棗

健康 POINTS

壓力及不規律的生活習慣，是造成精神及心理上不適的主因。首先務必調整生活作息，特別是睡眠至關重要，至少要以一天 7 小時的睡眠時間為目標。

不適 2 失眠

不舒服的由來

睡不著（入睡障礙）、半夜會醒來好幾次（夜間覺醒）或是早上太早醒來，然後就睡不著了（早醒）...等狀態都可以稱為「失眠症」。一般認為是生病或疲勞等生理因素，或不安的情緒、藥物副作用、老化之類影響，引起睡眠障礙。

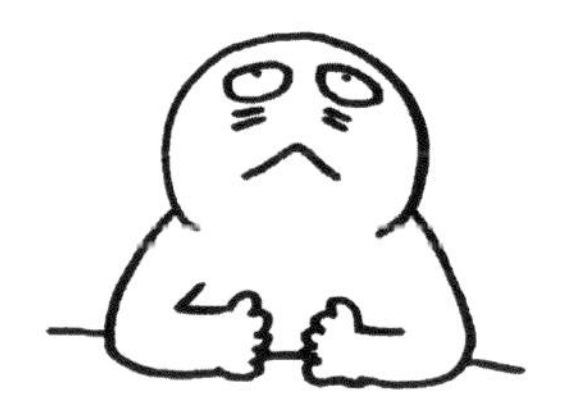

傳統醫學指出失眠與五臟的心臟象出問題有關。心，不單是生理上的心臟，也泛指掌控著意識及精神活動，心出了問題會引發精神活動失調進而造成失眠，這可透過給予充分的營養來改善症狀。另外，為了獲得良好的睡眠品質，體力與控大腦運作的腎是關鍵，腎功能不好，很可能就會常在半夜醒過來。

起因 vs. 保養

1. 過勞及體力消耗

過勞、體力消耗 → 用於睡眠的體力不足（氣虛）→ 失眠

- **症狀**：入睡困難
- **可以吃這個**，補氣食材：蔥、洋蔥、南瓜、紅蘿蔔、馬鈴薯、地瓜、芋頭、山芋、香菇、舞菇、蘋果、鳳梨、竹筴魚、沙丁魚、鰹魚、鯖魚、秋刀魚、鮭魚、鱈魚、鯛魚、鰻魚、扇貝、章魚、魷魚、牛肉、豬肉、雞肉、羊肉、雞蛋、米、小麥、薑、紅棗、人蔘
- **可以吃這個**，活血化瘀的食材：小白菜、韭菜、蔥、洋蔥、茄子、櫻桃、桃子、竹筴魚、沙丁魚、秋刀魚、海帶芽、羊棲菜、紅花

2. 強烈的不安感

強烈不安 → 精神耗弱 → 精神活動受影響 → 失眠

- **症狀**：入睡困難、夜間覺醒、早醒
- **可以吃這個**，強心食材：青椒、蘋果、西瓜、杏桃、小麥、紅棗、山楂、肉桂

3. 老化（腎虛）

老化 → 腎臟器功能低下 → 失眠

- **症狀**：夜間覺醒、早醒
- **可以吃這個**，強腎食材：高麗菜、青花菜、牛蒡、地瓜、葡萄、栗子、竹筴魚、鮭魚、蝦子、羊棲菜、昆布、玉米、芝麻、黑豆

健康 POINTS

如果知道確切原因，對症治療是改善失眠的最佳方法。但如果是焦慮不安或壓力引起的神經興奮，可能無法探知是身體哪出問題，這樣的失眠怕會持續好長一段時日。建議睡覺時盡可能保持心情平靜，重要的是要意識到「只要正確躺好閉上眼睛休息就可以好好休養恢復」這件事。

預防保健與免疫相關的不適症狀解答

不適 1 感冒風寒、流感（傳染病）

不舒服的由來

風邪或流感等傳染疾病在漢方傳統醫學統稱為「感冒」。風邪的症狀是人體的免疫系統對細菌或病毒等外部刺激做出的防禦機制，是為了將病因排除而發生的反應。傳統醫學認為的六淫（請參考第 25 頁），風邪，暑邪、火邪、濕邪、燥邪、寒邪是引發疾病的原因。風邪是其他五個外邪結合，無論哪種形式，都是會誘發感冒。

起因 vs. 保養

1. 濕邪

濕邪入侵體內 → 把濕邪排出體外的過程 → 感冒

- **症狀：**全身發冷發抖、發燒、身體沉重、食慾不振、頭痛、喉嚨痛、咳嗽、流鼻水、噁心想吐、腹瀉等
- **可以吃這個，**祛除濕邪的食材：白菜、蔥、茄子、豆芽菜、牛蒡、竹筴魚、鯖魚、昆布、海帶芽、玉米、玄米

2. 暑邪、火邪

暑邪、火邪入侵體內 → 把暑邪、火邪排出體外的過程 → 感冒

- **症狀：**全身發冷發抖、發燒、身體沉重、食慾不振、頭痛、喉嚨痛、咳嗽、流鼻水、噁心想吐、腹瀉等
- **可以吃這個，清熱食材：**菠菜、小白菜、蘆筍、豆芽菜、豆苗、秋葵、小黃瓜、茄子、番茄、白蘿蔔、牛蒡、蕪菁、蓮藕、竹筍、蒟蒻、舞菇、香蕉、蘋果、梨子、草莓、鳳梨、奇異果、西瓜、甜瓜、柿子、葡萄柚、柚子、沙丁魚、蛤蜊、蜆、螃蟹、海帶芽、羊棲菜、昆布、蛋白、牛奶、起司、小麥、陳皮、當歸、葛根、人蔘、冬粉

3. 燥邪

燥邪入侵體內 → 肺臟器功能低下 → 感冒（伴隨頭痛以及咳嗽等呼吸系統相關疾病）

- **症狀：**乾咳、支氣管炎、氣喘、咽喉痛等
- **可以吃這個，養肺食材：**白菜、蔥、洋蔥、白蘿蔔、蓮藕、山芋、 紫蘇、百合根、梨子、柚子、薑

4. 寒邪

寒邪入侵體內 → 把寒邪排出體外的過程 → 感冒

- **症狀：**全身發冷發抖、發燒、身體沉重、食慾不振、頭痛、喉嚨痛、咳嗽、流鼻水、噁心想吐、腹瀉等
- **可以吃這個，暖和身體的食材：**韭菜、蔥、洋蔥、南瓜、桃子、櫻桃、荔枝、杏桃、橘子、竹筴魚、沙丁魚、鯖魚、鮭魚、蝦子、雞肉、羊肉、陳皮、薑、紅棗、肉桂、大蒜

健康
POINTS

想避免感染，最基本就是要注意養生及日常保養。萬一發生症狀，不要勉強好好休息是最重要的。另外，仔細找出病因（六淫其中之一或是疲勞等），搭配可以對應調理各種因素的生活養生方式，也是很重要的喔！

不適2 失智症

不舒服的由來

失智症與老化所引起的健忘是不一樣的病症。當腦神經細胞因某些病因而損壞時出現的症狀與狀態，是一種會造成理解能力及判斷能力逐漸下降的進展性疾病。多半病例被稱為阿茲海默症，與路易氏體失智症、血管性失智症並稱為三大失智症。

傳統醫學認為腎與腦相通，控管腦部活動的正是五臟中的腎，腎的養護可以預防及改善失智症。另外，也需注意血瘀引起的失智症。

起因 vs. 保養

1. 老化．激烈的性生活（腎虛）

老化、激烈的性生活 → 腎功能受損 → 失智症

- **症狀：**腰痛、掉髮、下肢沉重
- **可以吃這個，**強腎食材：高麗菜、青花菜、地瓜、牛蒡、葡萄、栗子、竹筴魚、鮭魚、蝦子、昆布、羊棲菜、玉米、芝麻、黑豆

2. 血瘀

血液循環停滯 → 血瘀狀態 → 腦部的「氣」、「血」供應受阻 → 失智症

- **症狀**：頭痛、固定性疼痛、皮膚色素沉澱
- **可以吃這個**，活血化瘀的食材：小白菜、韭菜、蔥、洋蔥、茄子、櫻桃、桃子、竹筴魚、沙丁魚、秋刀魚、海帶芽、羊棲菜、紅花

健康 POINTS

現今的科學對阿茲海默症及路易氏體失智症病因了解有限，血管性失智症的部分則可明確的知道透過調理血瘀來預防及改善。

老化會造成腎虛，所以需要調控好那些會促進老化的行為，例如過度性交、疲勞、睡眠不足等。生活作息不規律也是造成血瘀的原因，養成運動習慣且確實執行是健康最大守則。想預防身體及腦部老化，DHA 是極好的營養素，可以多吃竹筴魚及沙丁魚等富含 DHA 的食材來達到更好的養生效果。

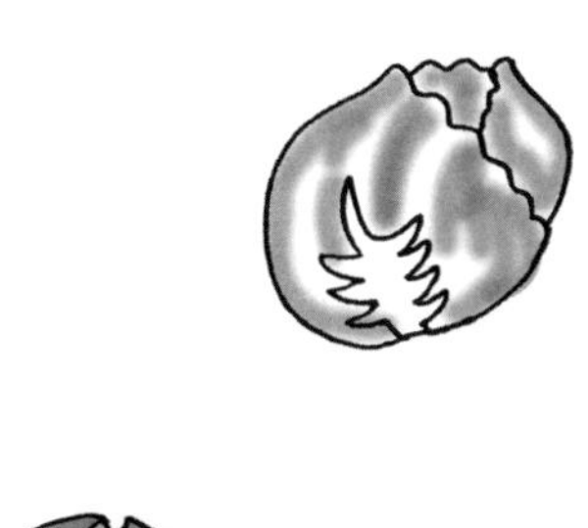
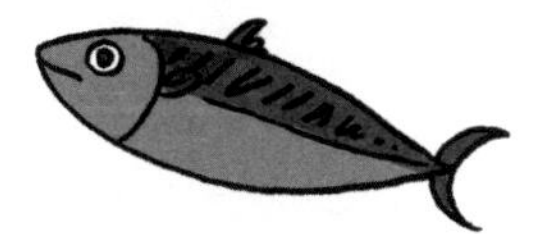
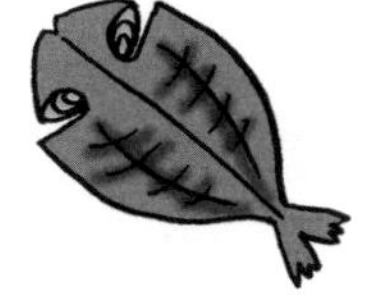
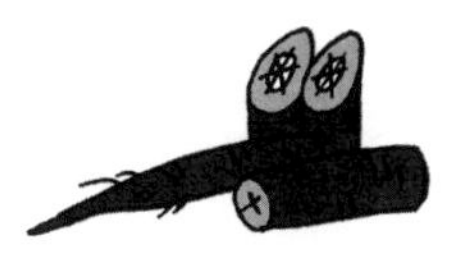

不適 3 骨質疏鬆症

不舒服的由來

一種好發於女性的常見骨骼疾病。女性的骨骼在 20 多歲時會達到巔峰，到了 40 多歲，大部分還可維持，但隨著 50 歲接近更年期，女性荷爾蒙分泌量減少，腸道對於鈣質的吸收效率也會下滑，另一個原因是產生幫助鈣質吸收的維生素 D 的能力也減弱，種種原因造成骨質疏鬆。

起因 vs. 保養

1. 老化及缺乏運動（腎虛）

   老化、運動不足 → 腎臟器功能受損 → 骨質疏鬆症

   - **症狀**：腰痛、下肢沉重、毛髮脫落等
   - **可以吃這個**，強腎食材：白麗菜、青花菜、地瓜、牛蒡、葡萄、栗子、竹筴魚、鮭魚、蝦子、昆布、羊棲菜、玉米、芝麻、黑豆
   - **可以吃這個**，富含鈣質的食材：小白菜、小松菜、蘿蔔葉、蜆、牛奶、起司、豆腐、納豆、芝麻
   - **可以吃這個**，幫助補鈣的食材：香菇、舞菇、竹筴魚、鯖魚、秋刀魚、雞蛋、納豆

健康 POINTS

過度減肥節食、營養不足（偏食）、抽菸及過度飲酒、運動不足等，都是造成骨質流失風險。雖然無法停止老化，但每天 15 分鐘也好，養成曬曬太陽、邊輕鬆散步的運動習慣，也是愜意又養生！

不適4 抗老化

不舒服的由來

外貌上的年輕程度有個別差異（頭髮與肌膚的光澤、荷爾蒙的分泌量等），一般認為與腎功能的好壞有密切關聯。

起因 vs. 保養

1. 老化、激烈的性生活（腎虛）

老化、激烈的性生活 → 腎臟器功能受損 →「精」減少 → 老化現象出現

- **症狀：**聽力衰退、耳鳴、下肢沉重、掉髮、消瘦、性功能衰退、腰痛等
- **可以吃這個，**強腎食材：高麗菜、青花菜、牛蒡、地瓜 、葡萄、栗子、竹筴魚、鮭魚、蝦子、羊棲菜、昆布、玉米、芝麻、黑豆

2. 先天性腎虛

腎虛 → 腎臟器產出的「精」不足 → 老化現象出現

- **症狀：**發育不全、提早衰老
- **可以吃這個，**強腎食材：高麗菜、青花菜、牛蒡、地瓜 、葡萄、栗子、竹筴魚、鮭魚、蝦子、羊棲菜、昆布、玉米、芝麻、黑豆
- **可以吃這個，**幫助補鈣的食材：香菇、舞菇、竹筴魚、鯖魚、秋刀魚、雞蛋、納豆

健康 POINTS

後天造成的衰老，歸咎於過度的性生活或熬夜，想延緩衰老，最重要的是要保持一天睡足 7 小時。

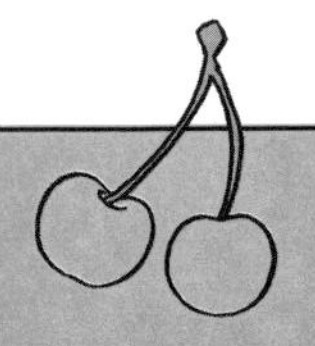

其他不適症狀解答

不適 1 潮熱盜汗

不舒服的由來

西醫認為女性荷爾蒙或男性荷爾蒙低下，會造成與體溫調節相關的自律神經失調，進而引起潮熱盜汗。漢方傳統醫學則點出「體內產生的火氣」引起陰虛與實熱兩種潮熱原因。

起因 vs. 保養

1. 體內「水」不足（陰虛）

老化年紀增長、體力消耗 → 體內水分滋潤不足 → 因為乾燥而產生火氣 → 潮熱盜汗

- **症狀：**皮膚乾燥、身形消瘦、疲勞感
- **可以吃這個，**滋陰食材：白菜、菠菜、小松菜、豆苗、白蘿蔔、小黃瓜、番茄、蓮藕、芋頭、鳳梨、西瓜、檸檬、梨子、羊棲菜、豬肉、牛奶、起司、白芝麻

2. 體內抑制火氣機能低下（實熱）

體內產生火氣 → 無法散熱 → 火氣滯留體內 → 火氣上升 → 潮熱盜汗（主要發生在臉部）

- **症狀**：焦躁不耐煩、眼睛充血等
- **可以吃這個**，清熱食材：菠菜、小白菜、蘆筍、豆芽菜、豆苗、秋葵、小黃瓜、茄子、番茄、白蘿蔔、牛蒡、蕪菁、蓮藕、竹筍、蒟蒻、舞菇、香蕉、蘋果、梨子、草莓、鳳梨、奇異果、西瓜、甜瓜、柿子、葡萄柚、柚子、沙丁魚、蛤蜊、蜆、螃蟹、昆布、海帶芽、羊棲菜、蛋白、牛奶、起司、小麥、陳皮、當歸、葛根、人蔘、冬粉

3. 血瘀

血瘀狀態 → 血液異常發熱（血熱狀態）→ 潮熱盜汗

- **症狀**：皮膚發炎及色素沉澱
- **可以吃這個**，涼性或寒性可以活血化瘀的食材：小白菜、蓮藕

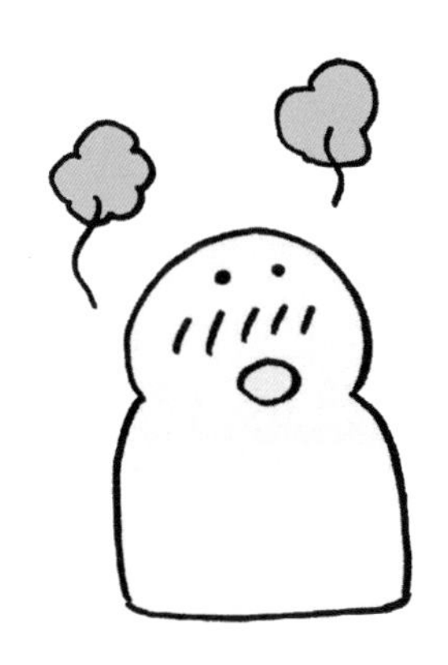

健康 POINTS

如果是陰虛，可攝取具有補充「水」和滋陰效果的食材及中藥。確定實熱影響不適，則選擇具有清熱效果的食材及中藥，消除及冷卻體內火氣。需要特別注意的是陰虛與實熱之間的差異，別助長了寒氣反讓身體不適。依據症狀分辨，找到最適合自身狀況的改善對策吧！

不適2 頻尿

不舒服的由來

夜間頻尿或餘尿引起的頻尿症狀，往往是前列腺（攝護腺）肥大之類的疾病，基本上被認定是老化引起。西醫是可以用藥治療前列腺肥大，但目前還沒有專門針對其他病因引起（不包含老化）的治療方法。如果是發生在年輕人身上，也有可能因為壓力或緊張造成，可以使用精神藥物及鎮定劑治療。

傳統醫學及西方醫學的認定方式類似，首先一般是認為，因老化造成腎氣虛損進而衰弱的案例較多。另外，精神上的負荷及緊張也會有影響，這方面也有可以對應改善的中藥。

起因 vs. 保養

1. 老化（腎虛）

老化 → 腎及膀胱臟器控制功能受損 → 頻尿

- **症狀**：夜尿、尿失禁
- **可以吃這個**，強腎食材：高麗菜、青花菜、地瓜 、牛蒡、葡萄、栗子、竹筴魚、鮭魚、蝦子、昆布、羊棲菜、玉米、芝麻、黑豆

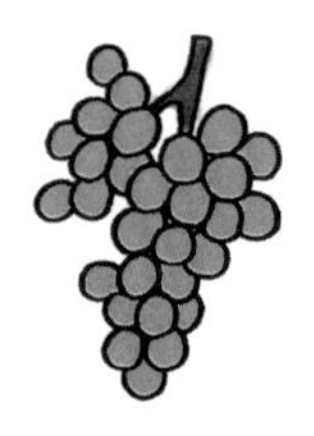

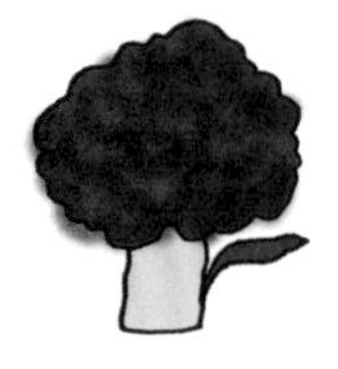

2. 精神上的因素（緊張及壓力）

緊張、壓力 → 肝臟器產生的「氣」循環不順 → 頻尿

- **症狀：**感到緊張及壓力時會一直想尿尿、膀胱過動症、心因性頻尿
- **可以吃這個，**養肝**：**韭菜、蘆筍、豆苗、番茄、葡萄柚、竹筴魚、鯛魚、鱈魚、鰻魚、蜆、蛤蜊、扇貝、昆布、魷魚、枸杞

健康 POINTS

除了腎虛，還有可能因為緊張、吃太多利尿作用的食材，又或者水分攝取過多，膀胱炎等細菌感染所引起，所以一定要好好緩解壓力及緊張情緒，並時常保持私密處乾淨清潔。

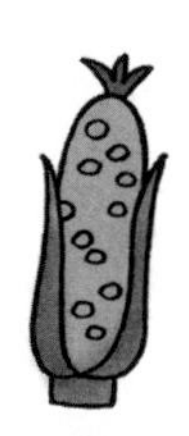

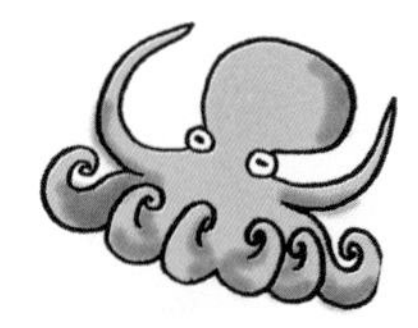

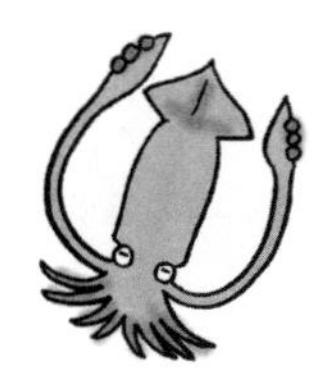

不適3 宿醉

不舒服的由來

西醫觀點是認為酒精引發的發炎反應及乙醛的影響等是宿醉主因，不過目前對宿醉成因也尚未有明確解釋。

起因 vs. 保養

1. 體內水分代謝停滯

飲酒 → 體內水分代謝停滯（即使胃中水分過剩滯留，仍感到口渴）→ 胃中過剩的「水」停滯 → 宿醉

- **症狀**：水腫、排尿困難、喉嚨乾渴、噁心想吐、嘔吐、頭痛
- **可以吃這個**，利水食材：茄子、鳳梨、葡萄、櫻桃、西瓜、甜瓜、羊棲菜、玉米、薑
- **可以吃這個**，利尿食材：白菜、豆芽菜、小黃瓜、茄子、白蘿蔔、竹筍、梨子、奇異果、羊棲菜、冬粉

健康 POINTS

多吃促進體內水分代謝及利尿的食材、中藥材，可以有效改善。如果是內臟較寒，暖暖胃就能有所幫助，建議不要飲酒過量。如果體質代謝較差，水分容易滯留，會比一般人更容易有宿醉的情況發生。

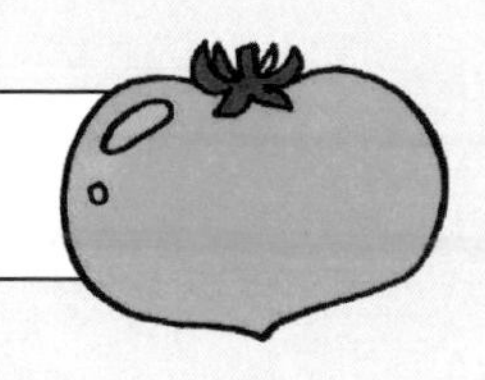

第3章

消除不適 菜吃對就OK！

那麼多類型的食物，各有各的功效與作用，一次公開怎樣吃才能如何有效預防及改善不適，重點是這些食材都能在超商或超市輕鬆買到，而且也能每天簡單做來吃。另外還會介紹養生常使用的生藥（中藥材），有需要的話，可到專門的中藥房購買！

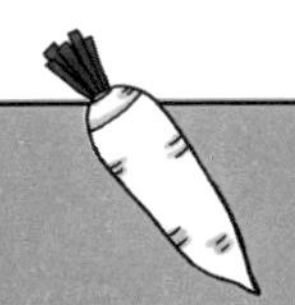

功效滿點的蔬菜推薦

推薦 1 白菜

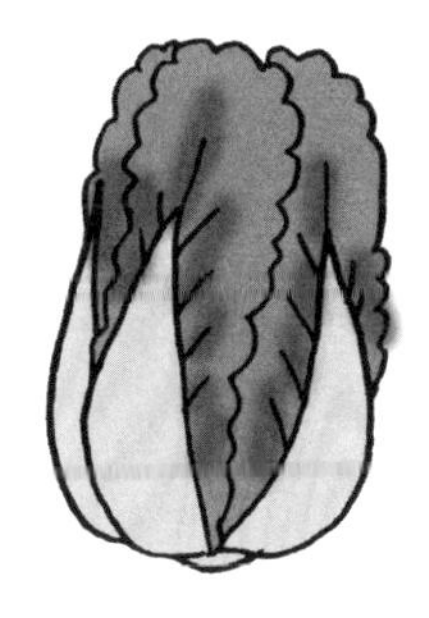

屬　　性：平性、甘味、冬
功　　效：滋養、放鬆、滋陰、利尿、理氣
適合類型：血瘀型
對身體好：脾、大腸
改善症狀：便祕、免疫力低下、預防感冒、水腫、宿醉、焦躁不安

營養與功效

豐富的膳食纖維，具有補充「水」的滋陰效果，有助改善排便順暢。另外，富含維生素 C ，也可以提升免疫力，預防感冒。

白菜利尿效果極佳，可提高體內水分代謝，大大緩解水腫及宿醉症狀。同時也具備一些幫助「氣」循環的理氣效果，有助稍稍緩解焦躁不安的情緒。

健康須知

白菜是冬天裡具有極高營養價值的食物之一，非常推薦冬天吃火鍋時，可以多加幾把補充所需。

生活小撇步

由於維生素 C 具有一定耐火性，基本上只要別加熱過頭，功效自是不會打太多折扣。比起沙拉及醃漬物等生冷食，建議加熱煮過的會更好。

可以搭配的食材

牡蠣：搭配可以緩解焦躁不安的食材，讓舒緩效果更加倍！

冬粉：搭配有利尿功效的食材，更能消水腫及解宿醉。

豬肉：加入白菜所欠缺的維生素 B 群食材，讓營養更均衡。

美味 RECIPE

豬肉白菜湯

白菜與豬肉都是有助補「水」、滋陰效果的食材。身體水分滋潤不夠，感覺肌膚乾燥及潮熱的話，可以試試這道柔軟順口，溫和健脾，有助恢復體力的湯品。

材料 / 3 ~ 4 人份

- 白菜 .... 中型 1 顆
- 豬肉 100g
- 雞湯底 1L
- 鹽..... 少許
- 胡椒 ..... 依照個人喜好添加

作法

① 白菜切絲
② 豬肉切成肉絲
③ 雞湯放進鍋中，開火加熱，加入白菜及豬肉以小火燉煮至喜歡的柔軟度
④ 最後以鹽或胡椒調味

菠菜

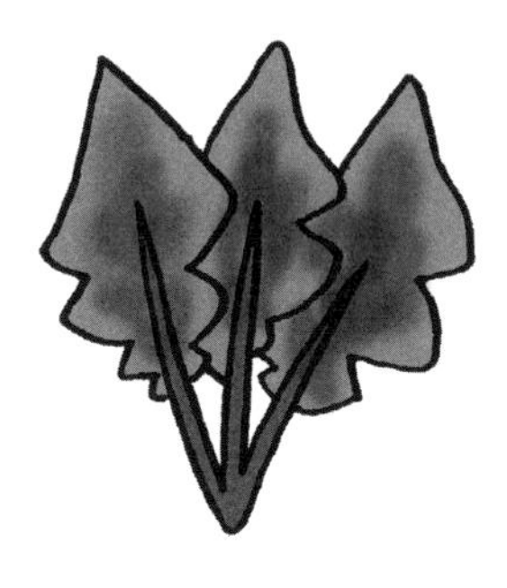

屬　　性：	**涼性、甘味、冬**
功　　效：	**滋養、放鬆、補血、滋陰、抗氧化、強筋健骨、補氣**
適合類型：	**血虛型、血瘀型、陰虛型、腎虛型**
對身體好：	**脾、大腸**
改善症狀：	**貧血、掉髮、皮膚乾燥粗糙、便秘、老化、免疫力低下、預防癌症、筋骨退化、預防骨質疏鬆、焦躁不安**

營養與功效

菠菜補血效果極佳，有效改善貧血及掉髮。當體內的「水」增加，滋陰功效也跟著提升，身體及腸道獲得足夠滋潤，皮膚乾燥及便秘自然得以改善。

富含維生素 C 及 β- 胡蘿蔔素的抗氧化作用，可提高免疫力及抗老化，改善肌膚粗糙，也能有效預防癌症。

菠菜根部呈現紅色的部分含有豐富的錳，具有強化肌肉與骨骼的強筋健骨作用。豐富的鈣質也能預防骨質疏鬆症，緩解焦躁不安的情緒。「氣」和「血」一旦補充了，便能有助恢復體力，有益調節虛弱體質。

健康須知

因為菠菜性涼，用炒菜或煮湯等溫熱的烹調方式為佳。而菠菜烹煮時產生的浮沫雜質，含有草酸，因為具有容易與鈣質結合的特性，有些人體質關係，吃多了可能會造成結石，建議仔細地去除浮沫後再食用。

生活小撇步

因為不耐久放易腐爛，買來後最好是趁還新鮮盡快吃掉。建議放冷凍以利保存。

可以搭配的食材

豬肝：搭配補「血」食材提高補血效果，更能預防及改善貧血、掉髮症狀。

豬肉：搭配提升免疫力及消除疲勞效果的食材，來達到改善虛弱體質的功效。

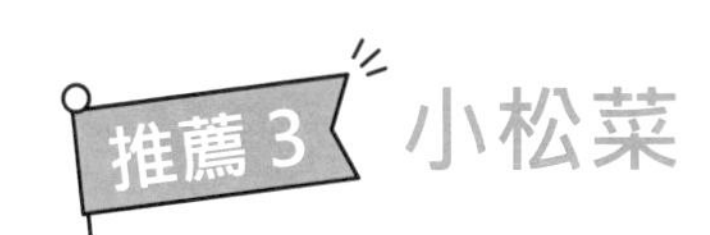

推薦3 小松菜

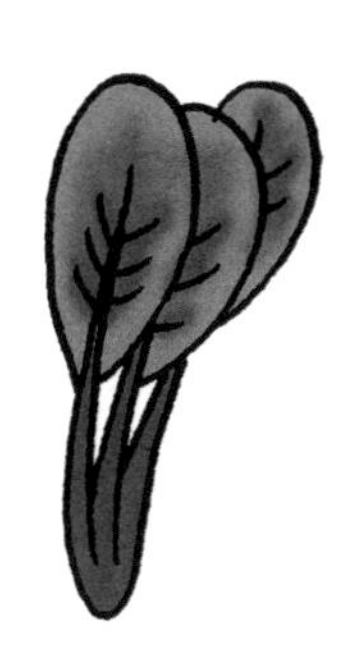

屬　　性	平性、甘味、冬
功　　效	滋養、放鬆、抗氧化、理氣、滋陰
適合類型	肝鬱型、陰虛型
對身體好	脾、肺、大腸
改善症狀	預防骨質疏鬆、皮膚乾燥粗糙、老化、預防感冒及癌症、預防癌症、焦躁不安、失眠、便秘

營養與功效

小松菜是眾多蔬菜裡含有最多營養素的蔬菜之一，其中鈣質含量更是不可小覷，對於預防及改善骨質疏鬆症有很好的效果。另外也有豐富的維生素 C 及 β- 胡蘿蔔素，抗氧化機能佳，是美容聖品（改善皮膚乾燥粗糙）也能防止老化、預防感冒。

加上鈣質能用來理氣，使「氣」循環順暢，進而改善焦躁不安，對容易有壓力的人來說，可提高睡眠品質，有助解決失眠情況。除了理氣，小松菜也有滋陰補「水」功用，皮膚乾燥及便秘者可多食。

健康須知

油脂能提高 β- 胡蘿蔔素的吸收，所以適合用油炒來吃，但內含的維生素 C 易溶於水，建議拌油炒過後做成湯品，好有效攝取營養。

生活小撇步

因為浮沫較少，清洗乾淨後即可直接料理。小松菜的葉子較容易枯乾，可以用稍微沾濕的廚房紙巾包起來，延長保存時間。

可以搭配的食材

蝦子：和富含鈣質兼可養肝的食材一起吃，舒緩焦躁不安情緒。

鯖魚、沙丁魚：魚的油脂可促進吸收 β- 胡蘿蔔素，與青魚類（背部發青的魚類統稱）的熱炒料理不僅養顏美容、防止老化，也能提高預防感冒的效果。

香菇：與維生素 D 相輔相成，可增進吸收小松菜裡的鈣質，改善骨質疏鬆症。

推薦4 高麗菜

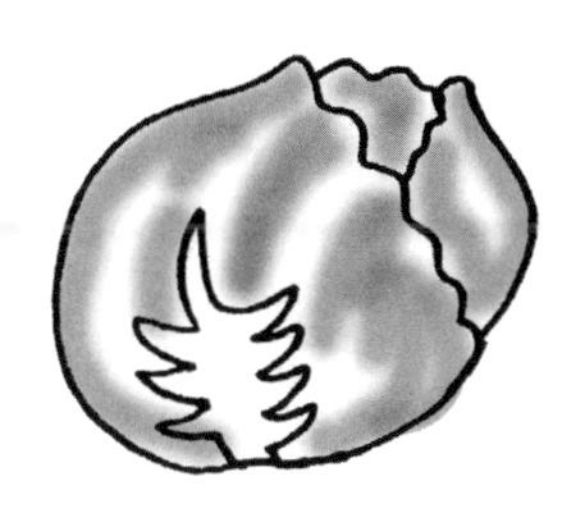

屬　　性：平性、甘味、春/夏/冬

功　　效：滋養、放鬆、整腸、理氣、活血化瘀、補腎

適合類型：血瘀型、脾虛型

對身體好：胃、大腸、肝、腎

改善症狀：胃腸機能低下、胃脹氣、胃痛、便秘、焦躁不安、血液黏稠、老化

營養與功效

可強化胃腸系統（脾的運作），提高消化吸收力，改善胃脹氣及胃痛。另外也有整腸功用幫助排便順暢，而高麗菜的理氣作用會讓「氣」循環變好，舒緩焦躁不安的情緒。甚至有益腎臟健康、具備改善「血」循環的活血化瘀效果，可舒緩血瘀、血液流動通暢，進而達到抗老養生。

健康須知

胃腸系統（尤其是脾臟象）是生成「氣」的部位，是身體精神活力的來源。感到胃不適時，可以多吃一點來調養。

生活小撇步

高麗菜中的維生素U，又稱「高麗菜精」，對胃黏膜有保護修復作用。

可以搭配的食材

蔥、韭菜、沙丁魚：搭配活血化瘀這類的食材，可以提升慢性病及經痛的改善效果

美味 RECIPE

重口味料理解膩救星！鹽拌高麗菜

高麗菜又被叫做「天然腸胃藥」。與濃厚的重口味料理一起吃的話，可以預防胃脹氣。只需用鹽或醬油簡單調味，再加點芝麻油點綴，就能輕鬆完成一道美味清爽又助消化的小菜。

材料 / 3 ~ 4 人份

- 高麗菜 ....1/4 顆
- 鹽（依照喜好醬油也 ok）... 適量
- 白芝麻 ...1 茶匙
- 芝麻油 ... 適量

作法

① 將鹽與芝麻油拌均勻
② 加入高麗菜並用手拌勻
③ 放置 10 分鐘（可依照個人喜好的脆度食用）

推薦 5 小白菜（青梗白菜）

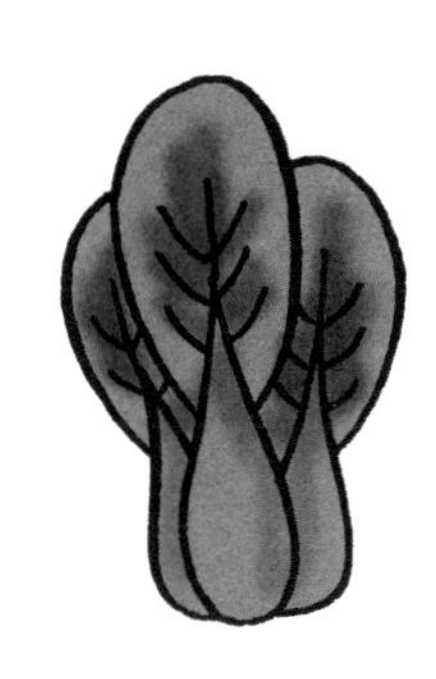

屬　　性：	**涼性、甘辛味、秋～冬**
功　　效：	**滋養、放鬆、發散、運行、清熱解毒、抗氧化、補血**
適合類型：	**血虛型、血瘀型**
對身體好：	**脾、肺**
改善症狀：	**焦躁不安 、預防骨質疏鬆、貧血、防高血壓、皮膚發炎、肌膚粗糙乾燥、預防感冒、老化、潮熱盜汗、血液循環不佳、血液黏稠**

營養與功效

含有大量的鈣、鐵、鉀，鈣質可以緩解焦躁不安及預防骨質疏鬆症；鐵能改善貧血，鉀則可以預防高血壓。

小白菜的清熱解毒特性，可有效緩解皮膚發炎；其抗氧化作用，有美肌、預防感冒、抗衰老等功效，此外小白菜可補血，調理貧血及肌膚粗糙，想靠吃菜來維持健康，非它莫屬。由於屬性是涼性，對因血瘀而造成的「血熱」有調和作用，能有效緩解血瘀引起的潮熱盜汗，同時促進血液循環，很是推薦血液黏稠的血瘀型多多食用。

健康須知

小白菜是涼性食材，建議用以熱炒或煮湯料理方式處理。由於具備美肌、改善貧血、預防骨質疏鬆症等功效，非常建議女性可在經期前多多攝取。

生活小撇步

菜葉顏色較深，根部肥厚的話吃起來會更加甘甜美味。因為葉子部分較易乾枯，可以用稍微沾濕的廚房紙巾包起來，延長保存時間。

可以搭配的食材

蔥、韭菜、香芹：與氣味濃郁的香味蔬菜相搭配，對焦躁不安的緩解效果更佳。

豆腐、冬粉：和具有清熱效果的食材一起吃，可增強清熱效果，潮熱較嚴重的時候可以多吃改善。

韭菜

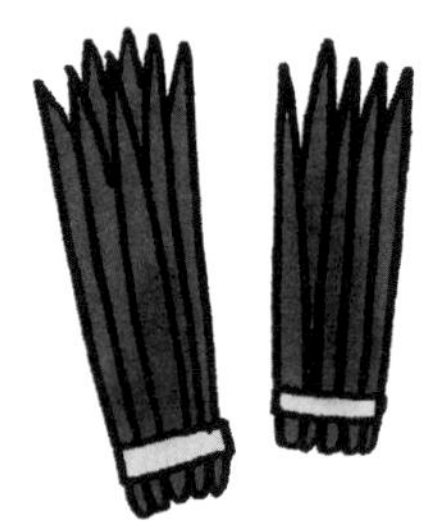

屬　　性：**溫性、辛味、冬**

功　　效：**發散、運行、理氣、活血化瘀、養肝、補腎**

適合類型：**血瘀型、腎虛型**

對身體好：**脾、肝、腎**

改善症狀：**疲勞、免疫力低下、預防感冒、肌膚粗糙、預防動脈硬化、血液黏稠、老化**

營養與功效

豐富維生素 B1、維生素 C、維生素 E 與維生素 A，可幫助消除疲勞及增強免疫力，預防感冒，改善肌膚粗糙等養生效果。

韭菜含有一種被稱為「二烯丙基硫醚」的硫化物，具有獨特香氣成分，能用來改善血液混濁，促進血液流動讓血流通順，好防患動脈硬化。因為韭菜對「氣」跟「血」循環好，體內溫度調節自然能強化，便可緩解因寒涼而造成的身體不適；身體一出汗，鼻塞及心情鬱悶也會跟著舒緩。若是想加強肝腎功能，消除疲勞恢復體力及抗老，想健康長壽，多吃韭菜準沒錯！

健康須知

為增進肝腎功能，建議對老化比較在意，或是先天虛弱體質者可多吃。

生活小撇步

即使加熱，營養成分幾乎不會流失，但為了享受完整風味與口感，注意不要過於大火烹調。

可以搭配的食材

魷魚、蝦子：富含牛磺酸食材加韭菜，促進肝腎功能，抗老效果佳。

雞蛋、豬肉：搭配富含維生素 B1 及 B2 的食材，好添加各類營養價值，對於改善虛弱體質及恢復體力效果佳。

青花菜

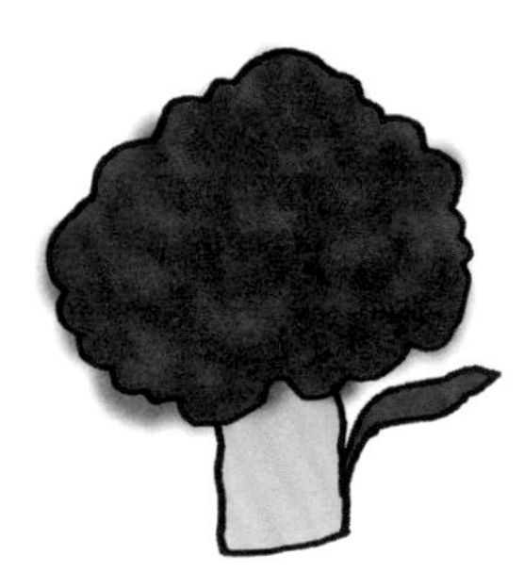

屬　　性	**平性、甘味、冬**
功　　效	**滋養、放鬆、抗氧化、養肝、補腎**
適合類型	**脾虛型、腎虛型**
對身體好	**脾、大腸、肝、腎**
改善症狀	**免疫力低下、預防感冒、肌膚粗糙、老化、預防癌症、防高血壓、便秘、胃腸機能低下、疲勞**

營養與功效

青花菜的維生素 C 含量位列蔬菜界的 top 級。其抗氧化功效佳，可提升免疫力、預防感冒、改善肌膚粗糙及抗老等作用。它更富含 β- 胡蘿蔔素及鉀、非水溶性纖維，可預防癌症及高血壓，改善排便順暢。有助改善胃腸相關機能，肝腎功能也會進而提升，有利消除疲勞。

健康須知

用油炒過後，可以提高 β- 胡蘿蔔素的吸收，如果想煮成湯，建議先炒過好留住養分。另外維生素 C 是水溶性，須注意長時間水煮青花菜，會讓維生素 C 流失，所以大概燉煮個 2 分鐘左右，稍微帶些硬硬脆脆口感即可。加熱過度會使致維生素 C 效果減弱，所以建議青花菜做成湯類料理來攝取養分，獲得的健康效果會比較好！

生活小撇步

與青花菜形狀相同的花椰菜（白）也富含維生素 C，同樣是燉煮，花椰菜流失的維生素 C 會比較少一些。建議可以根據蔬菜顏色與料理方式來分別使用。

可以搭配的食材

紅蘿蔔、大蒜：搭配具備預防癌症功效的食材更能提高效果。

高麗菜、馬鈴薯：搭配可以強健胃腸系統的食材，調理腸胃機能之外，也有消除疲勞及改善排便的效果。

蘆筍

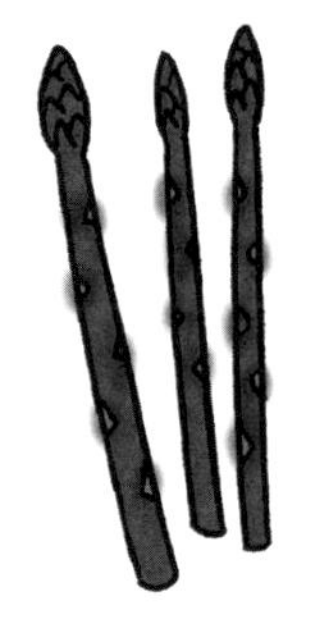

屬　　性：	**寒性、甘苦味、春**
功　　效：	**滋養、放鬆、清熱、燥濕化堅、養肝、補腎**
適合類型：	**陰虛型、腎虛型**
對身體好：	**肺、心、肝、腎**
改善症狀：	**潮熱盜汗、便秘、預防癌症、老化、疲勞、血液循環不良、肌膚粗糙、皮膚炎**

營養與功效

蘆筍具有消除身體火氣的清熱功效，所以對調理潮熱盜汗，有很好的改善效果。加上富含膳食纖維及 β- 胡蘿蔔素，能幫助排便，預防癌症及老化，甚至可增強肝、腎、肺的機能，對恢復體力、抗老化以及肌膚乾燥等問題有望明顯改善。因近年的研究顯示，蘆筍尖端的幼芽部位富含天門冬胺酸，除了恢復體力消除疲勞，也能增進新陳代謝讓血液循環變好，連帶有美肌效果、改善皮膚疾病。

健康須知

由於能廣泛改善五臟運行（特別是肝、腎、肺），建議可多多攝取，但因為屬寒性食材，需要注意如果一次吃太多，可能會造成體寒，一餐大概 4 到 5 條的份量即可。蘆筍適合夏天體力耗損大或勞累時食用。

生活小撇步

蘆筍有分綠蘆筍和白蘆筍，將與綠蘆筍相同的品種在土壤中種下，以避免照射到日光的斷光軟化栽培方式，栽種出來的即是白蘆筍。功效基本上與綠蘆筍大致相同。

可以搭配的食材

番茄、茄子、小黃瓜：搭配夏季蔬菜，可增進消除體內火氣的清熱效果，也能提高潮熱盜汗的調理效能。

牛蒡：加入膳食纖維豐富的根菜類食材，提升改善排便順暢效果。

蔥

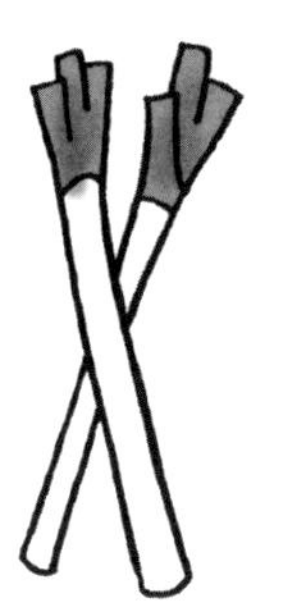

屬　　性：	溫性、辛味、冬
功　　效：	發散、運行、溫補、發汗、健脾
適合類型：	脾虛型、陽虛型、血瘀型
對身體好：	脾、肝
改善症狀：	皮膚粗糙、皮膚乾燥、預防癌症、疲勞、焦躁不安、失眠、免疫力低下、血液黏稠、預防動脈硬化、預防高血壓、食慾不振、胃腸機能低下

營養與功效

因為蔥有能讓身體暖和的溫補機制，以及讓身體出汗排出有害物質，具有恢復身體元氣之效。其富含 β- 胡蘿蔔素及維生素 C、維生素 B1、B2、維生素 E、鈣質、磷等元素，具有美肌效果、並可預防癌症、幫助恢復體力、改善焦躁不安及失眠等問題。

而蔥帶有刺激性、辛辣味的有機硫化物，更對提高免疫力、疏通血液預防動脈硬化及高血壓有所助益。同時也可增強脾功能，食慾不振及胃腸虛弱時，可多吃蔥改善。

健康須知

營養素多集中在蔥綠部分，是可以每天作為調味品食用的食材。想改善胃腸機能不佳、動脈硬化、高血壓，可以生吃含有較多有機硫化物的蔥白部分（可切絲食用）。

生活小撇步

需注意蔥含有磷，磷會阻礙鈣質吸收。

可以搭配的食材

薑、紫蘇：與溫性食材搭配食用，可優化溫補及發汗作用，很建議體質較冷以及感覺快要感冒的人多吃。

魷魚、蝦子、章魚：搭配富含牛磺酸的食材，可增進精力充沛，消除疲勞。做成湯品食用的話，營養更能全方位兼顧。

豬肉：有機硫化物可以提高維生素 B1 的吸收，所以和富含維生素 B1 的食材一起吃，增強消除疲勞、恢復體力的功能也會提升。

洋蔥

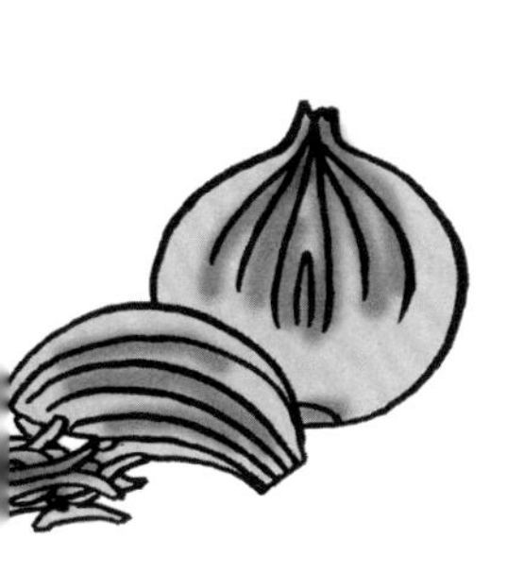

屬　　性：	**溫性、甘辛味、春／秋**
功　　效：	**滋養、放鬆、發散、運行、補氣、補血、理氣、活血化瘀、健脾**
適合類型：	**氣滯型、血瘀型**
對身體好：	**脾、心、肺**
改善症狀：	**怕冷體質、免疫力低下、黏稠血液、預防動脈硬化、預防高血壓、胃脹氣、食慾不振、胃腸機能低下、疲勞**

營養與功效

洋蔥是可暖和身體，補充「氣」、「血」」並增進循環的優質蔬菜。但因有二烯丙基二硫化物成分，而有股辛辣味，但這卻是能幫助提高免疫力、疏通血液，預防動脈硬化及促進新陳代謝。洋蔥的鉀含量頗高，能預防高血壓助消化，因此可用來調節脾機能，適合食慾不振或胃腸虛弱時多吃。

健康須知

生吃洋蔥會有股辛辣味，但可幫助提高免疫力及疏通血液，推薦極度疲勞、因病消耗大量體力、呼吸系統脆弱者，適合用沙拉或醃漬物料理來調理。透過加熱煮食的話，作用在於促進消化及提高脾機能運作，對於食慾不振、瘦弱體質的人來說，湯品或炒菜方式的料理為佳。

生活小撇步

泡水能減少洋蔥辛辣味，但泡太久的話，其二烯丙基二硫化物容易流失，相對讓疏通血液的功效減弱。總而言之，想生吃，以鮮甜的新鮮洋蔥為主，其他會比較推薦煮成湯料理，營養吸收更理想。

可以搭配的食材

黑醋、米醋、檸檬：搭配含有檸檬酸的食材，可以增進預防動脈硬化及疏通血液的功效。

米、地瓜、馬鈴薯：與增強脾功能的食材互補，可以提高消化吸收率。推薦給食慾不振及消瘦體質的人搭配食用。

豬肉：同上述的蔥，洋蔥也有硫化物，可優化吸收維生素 B1，連同富含維生素 B1 的食材一起食用，消除疲勞、恢復體力的效果更明顯。

推薦11 豆芽菜

屬　　性	寒性、甘味、一年四季
功　　效	滋養、放鬆、清熱、利尿
適合類型	水滯型（痰濕）
對身體好	脾、心
改善症狀	潮熱盜汗、水腫、高膽固醇、肥胖、便秘、肌膚粗糙

營養與功效

一般家裡吃的豆芽菜，基本上都是發芽的豆子，主要為綠豆、大豆、黑豆，每種功效不太一樣。

綠豆：可清熱，瀉去體內過剩的熱能，改善潮熱盜汗症狀。

大豆：可利尿，能幫助消除水腫。

黑豆：在皂素的作用下，具有降低膽固醇的功效。

不管哪種豆芽菜，熱量皆低，富含非水溶性膳食纖維及維生素 C 等優點，可改善排便及肌膚粗糙，所以對減肥瘦身也有一定幫助。

健康須知

因為性寒，吃多了會導致胃受寒，做成暖呼呼鍋物或湯類料理來吃，營養素攝取較理想。用油熱炒過的話，可以提升改善排便效果。

生活小撇步

如果想維持豆芽爽脆口感，烹調時建議快快過個熱就好。另外豆芽的根部也含有膳食纖維，不用額外去除根部，是整根都能吃的蔬菜。

可以搭配的食材

海帶芽、昆布：幾乎拉升了豆芽菜所有好處，如提高清熱作用、消水腫、並可補充礦物質。

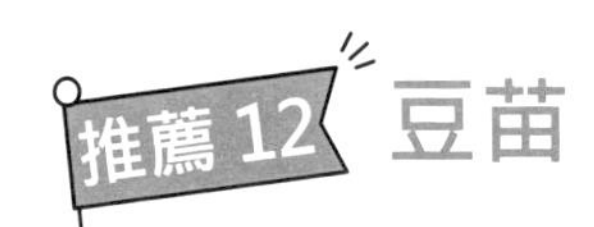

豆苗

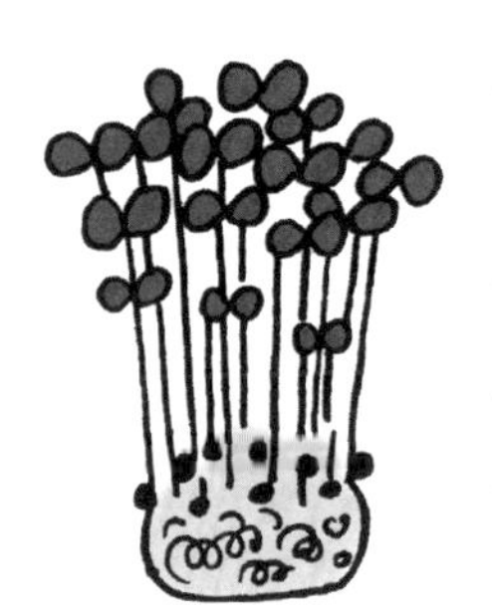

屬　　性：	**寒性、甘味、春**
功　　效：	**滋養、放鬆、抗氧化、健脾、補肝、整腸、滋陰**
適合類型：	**脾虛型**
對身體好：	**脾、肝**
改善症狀：	**免疫力低下、預防癌症、肌膚粗糙乾燥、胃腸機能低下、肝功能低下、腹瀉、稀軟便、高膽固醇、眼睛疲勞、疲勞**

營養與功效

含有 β- 胡蘿蔔素、維生素 C、維生素 K 等，是提高免疫力及極佳抗氧化作用的營養大糧倉，同時也具備預防癌症及美肌效果。因可強化肝臟與脾臟機能，利於消化吸收及整腸作用，有益改善腹瀉及稀軟便、膽固醇數值控制、眼睛機能（眼睛疲勞及視力模糊等）、消除疲勞等問題。又能補「水」滋陰，潤澤肌膚，長期飽受肌膚乾燥困擾的人多吃豆苗有益無害。

健康須知

因為可以讓肝臟器有元氣，平時常因使用手機及電腦而用眼過度的人，炒豆苗來吃是不錯的簡易養生法。

生活小撇步

如果把根部泡在水裡，每天換一次水，芽就會生長，所以買一次可以吃好幾回。

可以搭配的食材

蝦子、魷魚、蜆：跟海鮮類一起吃，不僅有助提高肝功能，控制膽固醇數值及改善眼部機能，也能消除疲勞恢復體力。加油熱炒的料理手法，更可以提升各種營養的吸收效果。

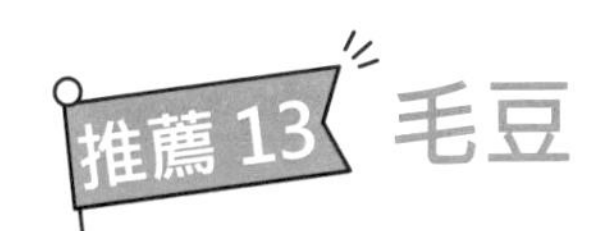

毛豆

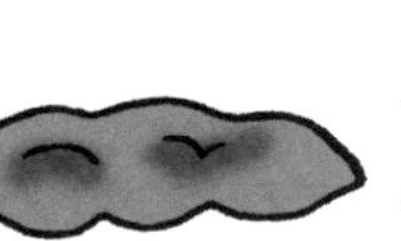

屬　　性：	**平性、甘味、夏**
功　　效：	**滋養、放鬆、健脾、補氣**
適合類型：	**脾虛型**
對身體好：	**胃、脾、大腸**
改善症狀：	**便祕、疲勞、預防高血壓、焦躁不安、肝功能低下、防宿醉**

營養與功效

毛豆擁有豐富的非水溶性膳食纖維（半纖維素）、蛋白質和鉀，對改善排便及消除疲勞，預防高血壓效果佳。是蔬菜界鈣質含量佼佼者，而鈣可緩解安撫焦躁不安情緒。傳統醫學角度，毛豆能補「氣」，強化脾功能與增進血液循環，對於肝臟器功能調理及消除疲勞恢復體力，有一定幫助。另外它的甲硫胺酸，可分解酒精，拿來當下酒菜，配啤酒（或其他酒類），或可減少宿醉發生。

健康須知

富含蛋白質關係，推薦有慢性疲勞或虛弱體質者多多吃。毛豆高含量非水溶性膳食纖維（半纖維素），便祕時多吃有助改善排便。

生活小撇步

由於很快會變質，建議先水煮至稍微有些硬的程度，不用全軟，再帶皮冷凍起來，延緩保存。

可以搭配的食材

豬肉：搭配含維生素 B1 的食材，可透過蛋白質吸收達到消除疲勞恢復精神的效果。

豆腐：與大豆類製成的食品搭著吃，最能全面性提升毛豆效能，特別是豆腐，做菜時兩個放一起，其清熱食療作用，可調理潮熱盜汗。

推薦 14 秋葵

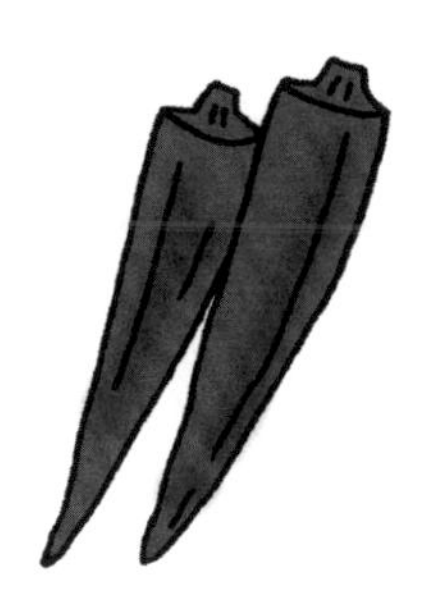

屬　　性：	屬性：涼性、辛苦味、夏
功　　效：	發散、運行、清熱、燥濕化堅
適合類型：	脾虛型、肺氣虛型
對身體好：	肺、肝、胃
改善症狀：	預防癌症、疲勞、皮膚粗糙乾燥、便秘、焦躁不安、血糖不穩、潮熱盜汗

營養與功效

富含 β- 胡蘿蔔素及維生素 B1、維生素 C、水溶性膳食纖維、鈣質等。除了預防癌症，亦具有清熱作用，故對潮熱盜汗、排便不順及焦躁不安，消除疲勞、美肌等均有不錯緩解效能。秋葵獨特的黏液，還能抑制血糖上升（血糖不穩），提高蛋白質吸收，滋養強身及恢復體力效果佳。

健康須知

因含有水溶性膳食纖維及維生素 B1，建議有便秘或慢性疲勞、虛弱體質者多吃養生。不過秋葵性涼，雖有助緩解盜汗潮熱，若是體質偏寒、容易稀軟便者需注意食用量。

生活小撇步

浸泡在水裡過久，秋葵的營養成分（維生素等）容易流失。建議水煮控制在 1 分鐘便足夠，或者直接用微波爐加熱即可。

可以搭配的食材

大豆、豬肉：將有豐富蛋白質、維生素 B1 的肉類或豆類一起烹煮，可促進消除疲勞恢復體力。

納豆、山芋：加入同樣有黏稠成分的食材，促進排便效果更明顯。

南瓜

屬　　性：	**溫性、甘味、夏**
功　　效：	**滋養、放鬆、抗氧化、補氣**
適合類型：	**脾虛型**
對身體好：	**脾**
改善症狀：	**便祕、免疫力低下、預防傳染疾病、癌症預防、糖尿病、高血糖、胃腸機能低下、疲勞、容易畏寒體質**

營養與功效

因南瓜的水溶性及非水溶性膳食纖維都相當豐富，使排便更加順暢。內含的 β- 胡蘿蔔素，能抗氧化，進而提升免疫力，預防傳染疾病。豐富的維生素 C 及維生素 E，也讓南瓜被稱作真正的抗氧化食材。除此，它還有可提高胰島素分泌的微量元素 — 鈷，有利降血糖。

而南瓜具有補「氣」功效，緩解改善胃腸機能，容易疲倦及腸胃功能較弱者可以多吃。

健康須知

溫性食材，常待在冷氣房身體容易受涼，或容易產生的倦怠感、有寒意的人，每天吃點南瓜，舒緩不適。

生活小撇步

有抗氧化作用的 β- 胡蘿蔔素多存在於南瓜皮中，不妨帶皮一起煮食。一般認為顏色愈深，營養價值愈高。

可以搭配的食材

地瓜、米飯：搭配具有補氣作用的食材，提高「氣」的補充可以提升改善胃腸機能的效果。

美味 RECIPE

南瓜燒雞

南瓜與雞肉都是可溫熱身體的食材。對腸胃也很溫和，覺得冷吱吱時配飯吃可以補充能量。比較累的時候，多加點調味，口味稍微重一點也 OK。

材料 / 3 ~ 4 人份

· 南瓜 ... 200g
· 鹽、酒 ... 少許
· 沙拉油 ... 1 大匙
· 薑、大蒜 ... 少量
· 調味醬汁 ...（日式高湯 1 杯、酒 / 味醂各 1 大匙、醬油 1 茶匙）
· 葛粉或片栗粉 ... 2 茶匙（以等量的水溶解後備用）

作法

① 將南瓜去除內部種子及棉狀纖維，厚切約 2 至 3cm 的塊狀備用
② 將鹽與酒淋在切好的南瓜，蒸到熟軟（微波爐也可以）
③ 薑及大蒜先爆香，再加入雞肉末炒至水分收得差不多即可
④ 加入調味醬汁，小火慢慢燉煮，最後加入溶解的葛粉（或片栗粉）勾芡

推薦 16 青椒

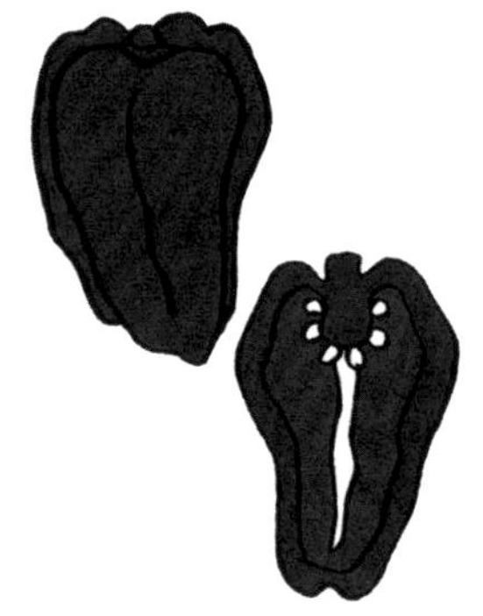

屬　　性：	平性、甘辛味、夏
功　　效：	滋養、放鬆、發散、運行、抗氧化、強心、健脾、補氣、養心安神
適合類型：	脾虛型
對身體好：	心、脾
改善症狀：	高血壓、免疫力低下、預防感冒、預防癌症、老化、胃腸機能低下、精神不穩、焦躁不安

營養與功效

青椒擁有豐富的β-胡蘿蔔素、維生素C以及有效控制高血壓的鉀，是營養價值很高的蔬菜。同時具備優異的抗氧化作用，用來提升免疫力，預防感冒、癌症等疾病，甚至抗衰老都有不錯改善效果。

而它的苦味（青椒的香味成分中有一種稱為槲皮苷的澀味成分，使其帶有苦味）可以幫助強健心功能。青椒也有助於補「氣」，強健脾的運作，是改善胃腸機能效果很棒的蔬菜。特別建議消化系統偏弱或有感心神紊亂不平衡者，養生必備。

健康須知

具有穩定心神及緩解焦躁不安的功效（治療身心疾病的養心安神作用），在情緒低潮期或焦躁不安時多吃好幫助調理改善。β-胡蘿蔔素要有油加熱過才能提高吸收效率，所以建議不要生吃，用油烹調過後的營養價值較容易攝取。

生活小撇步

彩色的甜椒與青椒都有鮮豔色彩，各有各的抗氧化作用。像是黃色的維生素 C 含量高，能提升美肌效果，紅色的抗氧化效果更佳，明顯提升免疫力預防癌症。橘色則富含維生素 C 及 E，同時具備抗氧化作用，多用於抗衰老。

可以搭配的食材

大蒜、韭菜：搭配香氣較強烈濃郁的食材，可以增進心與肝臟象的機能，改善心神不寧的症狀。

雞肉：雞翅及雞皮部位富含膠原蛋白，和青椒一起煮，可藉由青椒的維生素 C 來提高膠原蛋白的吸收率，美肌效果自然顯著。

推薦 17 小黃瓜

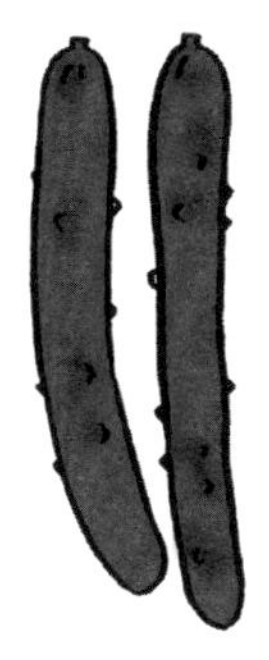

屬　　性	涼性、甘味、夏
功　　效	滋養、放鬆、利尿、清熱、抗氧化
適合類型	水滯（痰濕型）
對身體好	脾、大腸
改善症狀	水腫、潮熱盜汗、免疫力低下、高血壓、動脈硬化

營養與功效

幾乎 95% 由水分構成，具有利尿作用可改善水腫，屬於涼性食材關係，亦可用來改善潮熱盜汗，尤當夏天天氣熱或身體發熱時，吃小黃瓜解熱更有感。另外小黃瓜豐富的 β- 胡蘿蔔素及鉀元素，自然也有抗氧化作用，幫助提升免疫力，及改善高血壓、動脈硬化。

健康須知

小黃瓜大多能生吃，但因為性涼，讓身體調溫解熱的作用大。建議體質寒的人，盡量炒過或燉煮後再吃較合宜。

生活小撇步

表皮中含有豐富的維生素 A、C、K，帶皮吃，營養更豐富。

可以搭配的食材

韭菜、蔥：搭配具有活血化瘀功效的食材，提升預防高血壓的效果。

辣椒：與溫性食材搭配，有助抑制身體降溫，體質寒者可以嘗試這樣的組合。

茄子、番茄：跟有清熱效果的夏季蔬菜一起煮來吃，可預防夏季疲勞症候群及潮熱盜汗等症狀。

美味 RECIPE

消水腫　小黃瓜黃豆芽蛋花湯

都是利水的小黃瓜及豆芽菜，加入蓬鬆柔軟的蛋花做成的湯，喝上一碗，消除惱人的水腫問題。

材料 / 3 ~ 4 人份

- 小黃瓜 ... 2 條
- 豆芽菜 ... 40g（1/5 袋左右）
- 薑 ... 10g
- 雞蛋 ... 1 個
- 雞湯底 ... 1L
- 酒 ... 2 大匙
- 鹽 ... 少許
- 芝麻油 ... 適量

作法

① 小黃瓜適度切小段，薑切絲

② 加入雞湯底及薑絲開火煮沸後，加入豆芽菜及小黃瓜

③ 煮滾後，加入打好的蛋花

④ 最後再用酒和鹽調味，淋上芝麻油即完成

推薦 18 茄子

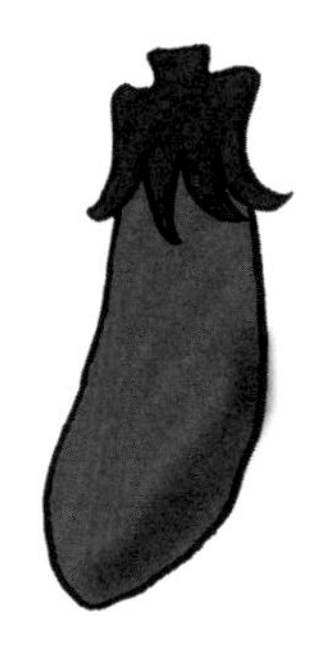

屬　　性：	**涼性、甘味、夏**
功　　效：	**滋養、放鬆、抗氧化、利尿、健脾、活血化瘀、利水**
適合類型：	**脾虛型**
對身體好：	**脾、大腸**
改善症狀：	**水腫、食慾不振 、預防癌症、預防動脈硬化、預防高血壓**

營養與功效

茄子的紫色外皮是因為含有一種稱為「茄黃酮苷 」（Nasunin，多酚的一種）的色素，具有可以消除活性氧的抗氧化作用，有助預防癌症及動脈硬化。其利尿作用佳，可改善水腫及增進食慾。富含鉀元素，利於高血壓預防。除了強健脾功能，因為利水與改善血瘀的功效，對於調整日常習慣、預防動脈硬化及高血壓有很大的幫助。

健康須知

茄子可祛胃火幫助恢復食慾，很適合夏天太熱沒胃口時吃。而且與油脂的相容性佳，適合熱炒或做成炸物，但因為食材本身屬性涼，體質寒的人要注意別吃過多。

生活小撇步

茄子種類很多，其中像是圓圓外型的賀茂茄子與白茄子等功效較特別。賀茂茄子除了豐富的茄黃酮苷，也有增強血管功能的膽鹼成分，有助於控制高血壓及降低膽固醇。白茄子則富含膳食纖維，是改善排便的好蔬菜。

可以搭配的食材

辣椒、薑：加入溫性食材，可相抵茄子的涼性作用，對體寒的人來說，是不錯的養生選擇。

豬肉：與含有維生素 B1 的食材一起煮食，與茄子刺激食慾的功效產生加乘效果。

番茄

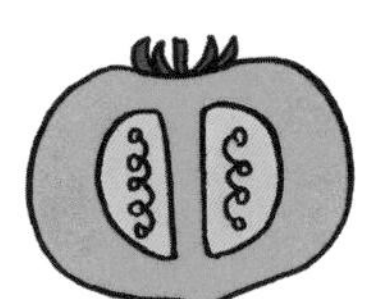

屬　　性：	**寒性、甘酸味、夏**
功　　效：	**滋養、放鬆、收斂、固澀、抗氧化、清熱、健脾、養肝、解毒**
適合類型：	**肝氣鬱滯型、脾虛型**
對身體好：	**脾、肝**
改善症狀：	**癌症預防、動脈硬化、肌膚粗糙、老化、喉嚨乾渴、潮熱盜汗、食慾不振、焦躁不安**

營養與功效

番茄是抗氧化相當高的蔬果，就因它有豐富的 β- 胡蘿蔔素及天然色素茄紅素，對預防癌症、改善動脈硬化、美肌及抗衰老，均有不錯食補效果。也具備清熱祛除體內火氣效益，能幫助緩解改善喉嚨乾渴及潮熱盜汗。同時增進肝脾機能，無論促進食慾或解毒，又或者緩和焦躁不安，均有不錯養生療效。

健康須知

生吃或熟食的都美味。和小黃瓜一樣強效解熱，體寒者不宜吃太多。但加熱後會抑制番茄本身的降溫清熱作用，怕番茄過寒的人，可以用炒或燉煮方式料理食用。

生活小撇步

小番茄有豐富維生素 C 及胡蘿蔔素，多吃有益。除了紅色之外，還有黃、橘、黑、綠等顏色。黃番茄酸味低甜味高，富含 β- 胡蘿蔔素。黑番茄酸味低甜味高，含有花色素苷成分。綠番茄則是成熟後仍呈現綠色外觀，酸味較強，成熟前富含番茄鹼，對於預防動脈硬化及強化肌肉力量效果佳。

可以搭配的食材

羅勒、香草：香氣成分具有增進「氣」循環的功效，與番茄的解毒功能有加乘效果，兩者一起使用特別有助緩解焦躁不安。

茄子：與其他夏令蔬菜一起吃，可以提高消除體內火氣的清熱作用，改善夏季疲勞症候群及潮熱盜汗症狀。

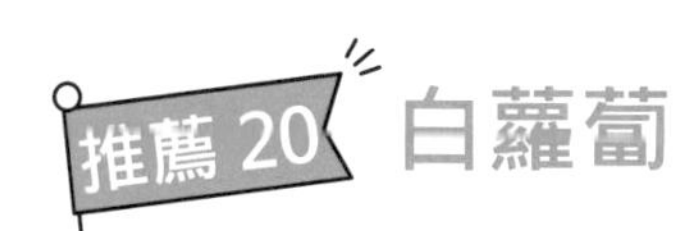

白蘿蔔

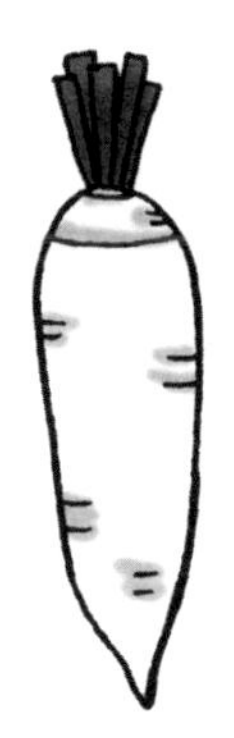

屬　　性	**涼性、甘辛味、夏／冬**
功　　效	**滋養、放鬆、發散、運行、清熱、利尿**
適合類型	**脾虛型、肺氣虛型、陰虛型**
對身體好	**脾、肺**
改善症狀	**潮熱、胃脹氣、消化不良、食慾不振、噁心想吐、胃腸機能低下、水腫、乾咳、氣喘、喉嚨與呼吸道發炎**

營養與功效

蘿蔔的清熱效果佳，可用來調節體內過剩的熱氣，改善潮熱等症狀。它富含消化酵素（澱粉酶），對胃脹氣、消化不良、食慾不振、噁心想吐的症狀，可起到緩解作用。不僅如此，蘿蔔利尿效果佳，也有人用來改善水腫，它更具有潤肺功效，陰虛體質的人常因缺「水」而引起乾咳、支氣管炎、氣喘發作等喉嚨或呼吸道發炎，不妨吃蘿蔔來舒緩不適。

健康須知

無論蘿蔔皮或葉，是從頭到尾都能食用的食材，像是葉子就含有豐富維生素 C。如果磨成泥來吃的話，可以幫助消化，搭配不好消化的食材（例如牛肉），無須擔心腸胃不適、胃脹氣。

生活小撇步

靠近葉子的部分是甜味最高的地方，適合做沙拉及蘿蔔泥等生食。蘿蔔中間的部位也有甜味，可煮得鬆軟好入口，適合做成燉菜及關東煮。尾端較尖細的部分較辛辣，適合做成醃漬物或辣味蘿蔔泥等小菜。

可以搭配的食材

番茄：搭配具有清熱作用的食材，效果加乘。但體質寒者須控制量。

地瓜、馬鈴薯：與補氣健脾食材搭配，有效改善胃腸機能。

白菜、柚子：跟著可潤肺的食材一起料理，能緩解乾咳等症狀。

推薦21 牛蒡

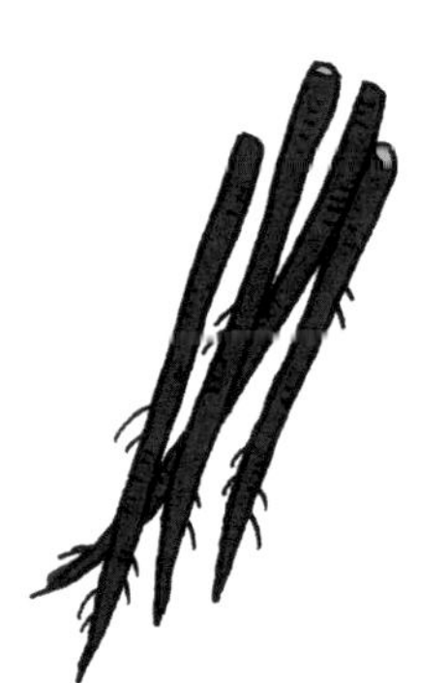

屬性：	**寒性、甘苦味、冬～春**
功效：	**發散、運行、清熱、利濕、整腸、抗氧化、發汗**
適合類型：	**血瘀（血熱）型**
對身體好：	**脾、肺**
改善症狀：	**便祕、高膽固醇、血液黏稠、預防動脈硬化、發燒、慢性發炎（皮膚炎、腸炎等）、潮熱盜汗**

營養與功效

富含水溶性（菊苣纖維又稱菊糖）及非水溶性膳食纖維（木質素及半纖維素），具有極佳整腸機能的食材。可用來改善長期便祕和降低膽固醇。牛蒡同時還有抗氧化的皂素及綠原酸，不僅幫助血液流通順暢，亦可用來預防動脈硬化。而牛蒡的發汗及清熱作用，能幫助調節體內過剩的熱氣及舒緩肩頸僵硬，抑制發炎效果佳，多用在發燒時解熱及緩解慢性發炎等情況。長期飽受皮膚炎或腸道發炎困擾，建議可多吃牛蒡舒解。

健康須知

木質素是一種非水溶性膳食纖維，會抑制礦物質的吸收，因此盡量避免同時吃到富含礦物質的食材（如姬菇及海帶芽等）。尤其牛蒡是寒性食材，吃太多容易引起腹瀉。

生活小撇步

牛蒡的種子叫作「牛蒡子」，具有清熱效果，通常被援作中藥材，用來治療潮熱盜汗、乳腺炎等發炎症狀。

可以搭配的食材

胡桃、芝麻：搭配油分含量多的食材，提高整腸作用，有效改善便秘。

辣椒、薑：牛蒡寒，體寒者最好跟薑這類溫性食材一起吃，可平衡體內溫度調節，讓身體不易過寒。

蕪菁

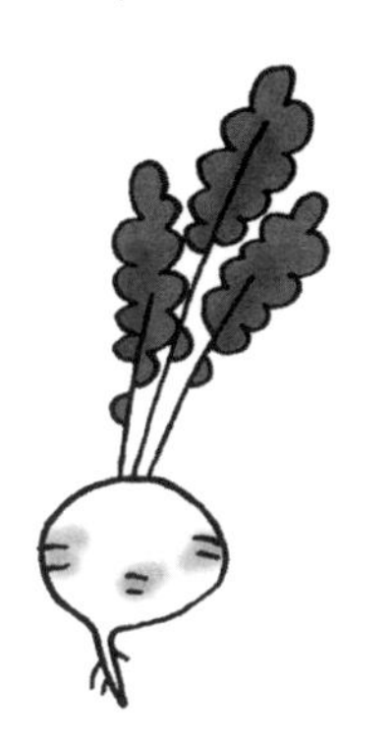

屬　　性：	平性、甘辛苦味、春／冬
功　　效：	滋養、放鬆、發散、運行、清熱、利濕、整腸、鎮靜、理氣
適合類型：	脾虛型、肝氣鬱滯型
對身體好：	脾、肝、腎
改善症狀：	便祕、焦躁不安、頭痛、預防高血壓、胃腸機能低下

營養與功效

蕪菁有豐富的消化酵素（澱粉酶），能幫助整腸改善便秘。另外還具有穩定精神的鎮靜功效，能緩解焦躁不安及頭痛等症狀，也能收到不錯效果。蕪菁更富含鉀，可預防高血壓；是同時擁有甘、辛、苦味的食材，對於改善胃腸機能及幫助「氣」循環的理氣作用效果佳，推薦壓力大、胃腸虛弱者可以用來調理身體。

健康須知

蕪菁食療養生概念著重緩和「氣」湧上頭部造成氣滯，好舒解頭痛及焦躁不安，建議在冬春季節交換之際，多吃益善，尤其是因為焦躁不安等情緒導致的壓力性便秘，更該吃蕪菁來改善不適。

生活小撇步

蕪菁的主要營養成分不會因加熱後而減少，所以用一般高溫料理方式處理也沒問題。用蕪菁做的米糠醬菜，拜米糠發酵之賜，反而會提升整腸效果。

可以搭配的食材

白蘿蔔、牛蒡：搭配有整腸作用、富含水溶性膳食纖維（纖維素）的食材，讓改善便秘效果加倍。

推薦23 紅蘿蔔

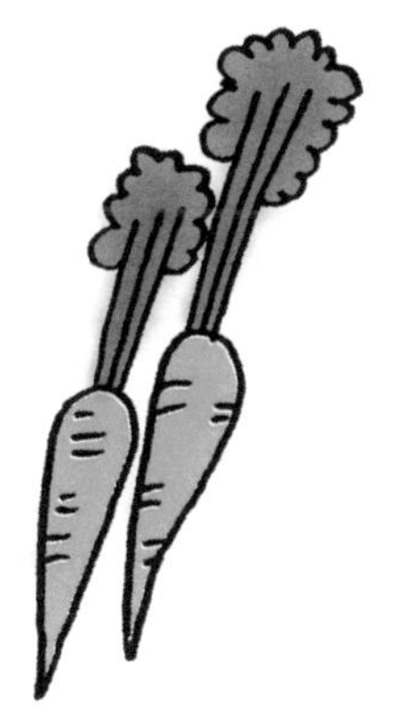

屬　　性：	平性、甘味、春～初夏／冬
功　　效：	滋養、放鬆、抗氧化、健脾、補氣、補血、養肝、理氣
適合類型：	脾虛型、肺氣虛型
對身體好：	脾、肺、肝
改善症狀：	免疫力低下、老化、骨質疏鬆症、預防傳染疾病、預防癌症與高血壓、防慢性病

營養與功效

富含β-胡蘿蔔素、抗氧化作用的紅蘿蔔，是功效極多的優質蔬菜之一。多吃紅蘿蔔可提升免疫力，預防癌症及傳染疾病，抗衰老等；豐富的鈣質和鉀，則有效預防骨質疏鬆、高血壓及慢性病。而紅蘿蔔還能強肺健脾，補「氣」、「血」，也對肝好，理氣效果尤佳。因此若是腸胃系統較虛弱、容易被傳染疾病的虛弱體質者很適合吃。

健康須知

紅蘿蔔有獨特香氣，不習慣的話，可以藉由酸味來中和稀釋該味道。做成生菜沙拉，可將切好的紅蘿蔔加鹽拌勻脫水後，加醋調味，利用酸來提升蔬菜本身的甘甜。除了放醋，也能改放像是檸檬汁的柑橘類水果或優格、酸梅等。

生活小撇步

有比紅蘿蔔更小的小胡蘿蔔，以及色澤更紅、形狀更細長的金時紅蘿蔔等品種。小胡蘿蔔沒有一般紅蘿蔔味，甜味較高，營養價值和普通紅蘿蔔沒有太大差異。金時紅蘿蔔也是屬於甜味高的品種，沒有紅蘿蔔特有味道，但它的 β- 胡蘿蔔素含量卻較少，取而代之的是茄紅素，有很強的抗氧化機能是其特徵。

可以搭配的食材

葡萄乾、李子乾：搭配可以增強肝功能的補「血」食材，促進貧血的改善效果。

豬肉：配合富含維生素 B1 的食材，幫助增進消除疲勞，恢復體力。

馬鈴薯

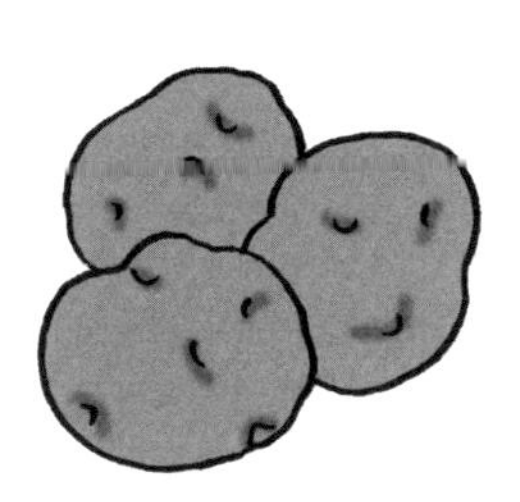

屬　　性：	**平性、甘味、春 ～ 初夏**
功　　效：	**滋養，放鬆，補氣，健脾**
適合類型：	**脾虛型、氣虛型**
對身體好：	**脾、大腸**
改善症狀：	**預防高血壓、防感冒、免疫力低下、肌膚粗糙、體力下滑、胃腸機能低下、食慾不振**

營養與功效

富含鉀元素，有效預防高血壓。馬鈴薯也有滿滿維生素 C，帶來美肌功效，並提高免疫力預防感冒。另外它還能補脾「氣」，幫助恢復體力，保健腸胃消化系統，對脾弱食慾不振或不舒服沒什麼氣力的人來說，馬鈴薯是不錯的元氣食材。

健康須知

因為有豐富的水溶性維生素 C，加入咖哩及濃湯等料理一起食用能更有效獲取營養。

生活小撇步

日本市面上常見的馬鈴薯品種主要以男爵及五月皇后為大宗。營養成分差異不大，男爵的口感較鬆軟容易煮爛，五月皇后則是口感綿密較耐煮，可以根據想做的料理菜色，選擇合適的馬鈴薯種類。

可以搭配的食材

洋蔥、蕪菁：和富含消化酵素（澱粉酶）的食材一起炒過後，可提高促進食慾的效果。

韭菜、西洋芹：搭配含鉀質的香味蔬菜，可以改善焦躁不安及抑制血壓上升。

美味 RECIPE

感冒快快好　馬鈴薯炒姬菇

因為感冒感到全身無力軟趴趴，食慾不振...，這時候適合來點健脾的馬鈴薯與有助提升免疫力的姬菇。將馬鈴薯切絲拌炒至口感柔軟，再享用吧！

材料 / 3 ~ 4 人份

- 馬鈴薯 ... 3 顆
- 姬菇（可替換其他菇類）... 1 包裝
- 油 ... 1 大匙
- 水 ... 2 大匙
- 鹽、胡椒 ... 適量
- 蠔油（依個人喜好添加）... 1 ~ 2 茶匙

作法

① 平底鍋淋上油，熱鍋後，均勻拌炒馬鈴薯及姬菇

② 加入鹽、胡椒、水，將馬鈴薯拌炒至軟化為止

③ 如果要加蠔油的話，取等量的水一起加入

④ 煮到入味即完成

推薦 25 地瓜

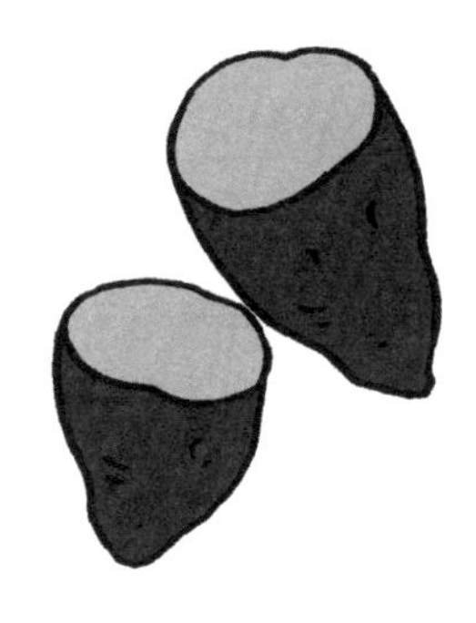

屬　　性：	**平性、甘味、秋**
功　　效：	**滋養、放鬆、健脾、理氣、抗氧化**
適合類型：	**脾氣虛型**
對身體好：	**脾、腎**
改善症狀：	**高血壓、便祕、胃腸機能低下、血液循環不佳、肌膚粗糙、預防感冒及動脈硬化**

營養與功效

地瓜內含大量鉀元素，高血壓高風險族群宜多吃改善。同時地瓜也有豐富水溶性膳食纖維，具有改善排便的功效，甚至可健脾，活化「氣」循環，進而改善胃腸機能，所以脾弱或有便秘問題者，宜吃地瓜養生。

另外，擔負抗氧化作用的維生素 C 及促進血液循環的維生素 E，可用於改善肌膚粗糙及預防感冒。而花色素苷及綠原酸的抗氧化作用，幫助血液更流暢通順，有效預防動脈硬化。這些地瓜全都有！

健康須知

地瓜營養高但糖分多，要注意整體甜味食物的攝取量。地瓜也容易產氣，氣體容易滯留在胃部，強烈感到腹脹的時候，就是胃氣增加、胃脹氣，飲食需注意。

生活小撇步

地瓜皮有膳食纖維、花色素苷及綠原酸，連皮帶肉一起吃更好。

可以搭配的食材

米飯：和補「氣」、促進胃腸機能改善的食材一起食用，有效消除疲勞恢復體力、改善排便。像地瓜飯就是不錯的搭配。

牛蒡、白蘿蔔：將含有水溶性膳食纖維的食材與地瓜做成湯品，可促進改善排便。

紅蘿蔔：搭配補「氣」食材，可改善胃腸機能。

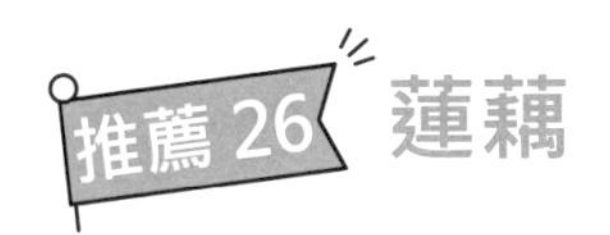

蓮藕

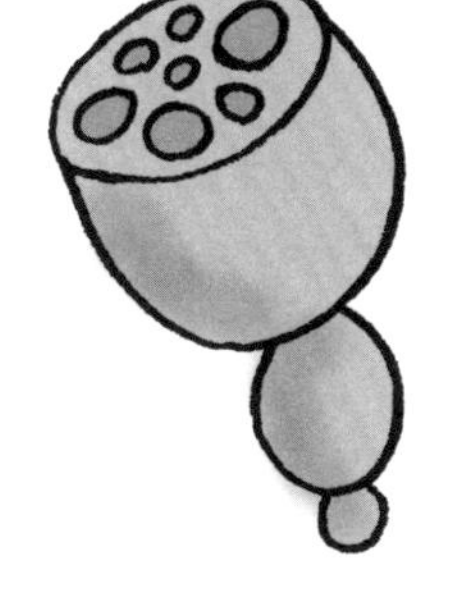

屬　　性	**寒性、甘味、冬**
功　　效	**滋養、放鬆、滋陰、活血化瘀**
適合類型	**陰虛型**
對身體好	**脾、心**
改善症狀	**高血壓、動脈硬化、感冒、慢性病等預防，以及便祕、高膽固醇、肌膚乾燥、潮熱、腸胃炎、牙齦發炎、喉嚨痛、流鼻血、呼吸道發炎、乾咳、氣喘、血液黏稠**

營養與功效

豐富的非水溶性及水溶性膳食纖維、鉀、維生素 C 等，可降低膽固醇及改善便秘，預防高血壓、動脈硬化及感冒。而蓮藕可滋陰，降胃火，補充滋潤身體需要的「水」，好利於調養緩解肌膚乾燥與潮熱症狀。遇到腸胃炎或牙齦發炎，不妨吃個蓮藕，也推薦給容易喉嚨痛、流鼻血，或呼吸道發炎者（乾咳及氣喘症狀）調養身體用。除此，蓮藕可活血化瘀，幫助血液流動順暢，是預防高血壓等慢性病的食療選擇。

健康須知

由於蓮藕性寒，吃太多會使身體偏涼冷。建議以熱炒及燉煮的加熱方式食用為佳。

生活小撇步

由於非常容易氧化，煮蓮藕時千萬別使用鐵鍋，避免顏色變黑。

可以搭配的食材

薑、雞肉：推薦體寒者搭配溫性食材一起食用，有助於抑制身體畏寒。

蔥、韭菜：和活血化瘀作用的食材互搭，可促進血液流通順暢，有效預防高血壓。

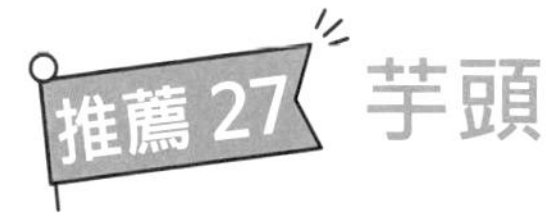

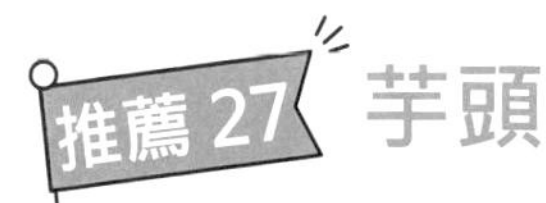

芋頭

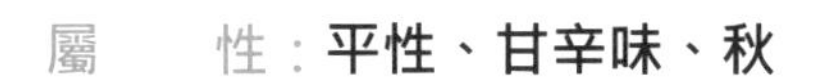

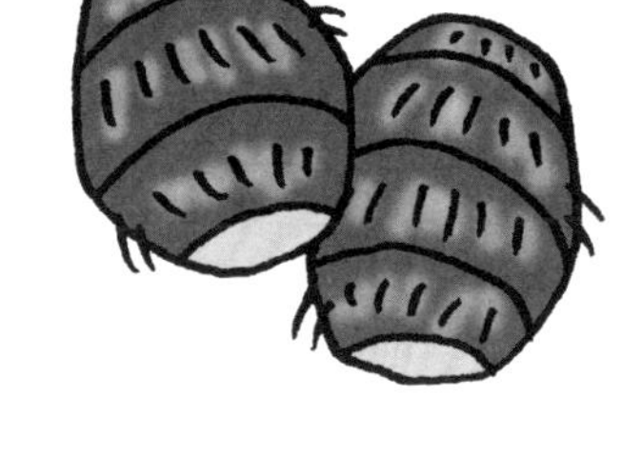

屬　　性：	**平性、甘辛味、秋**
功　　效：	**滋養、放鬆、發散、健胃、整腸、補氣、滋陰、活血化瘀**
適合類型：	**血瘀型**
對身體好：	**脾、大腸**
改善症狀：	**便祕（乾燥型）、疲勞、高膽固醇、肌膚乾燥、喉嚨乾燥、身體乾燥、潮熱、慢性病、經痛、預防高血壓、預防動脈硬化**

營養與功效

芋頭水溶性膳食纖維和鉀含量豐富，能幫助改善便秘（尤其是乾燥堅硬型的便秘）以及預防高血壓，內含的維生素 B1 也能有效消除疲勞恢復體力。特有的黏液蛋白成分，不僅降低膽固醇、防動脈硬化，更具有保護腸內黏膜及去除老廢物質的整腸作用，所以芋頭也被稱作腸內的清道夫。

中醫食療角度，芋頭能增強補「氣」、「水」效果，輔以活血化瘀作用，是非常優質的蔬菜。

健康須知

強力補充「氣」、「水」，讓身體能量得以飽滿滋養，皮膚及喉嚨、身體乾燥與有潮熱問題者，建議多吃，體力不佳、有血瘀傾向導致慢性病或嚴重經痛的人也可多吃調理。

生活小撇步

削皮時，黏液沾手會讓皮膚搔癢，建議先帶皮水煮，煮滾約 5 分鐘後，指尖沾醋再剝皮就不怕咬手。

可以搭配的食材

牛蒡：搭配富含非水溶性膳食纖維的食材，有效改善排便順暢。想要強化通便，可利用油脂，建議用炒菜方式來達到相乘效果。

豬肉：和維生素 B1 多的食材一起，恢復體力成效更顯著。

推薦 28 蒟蒻

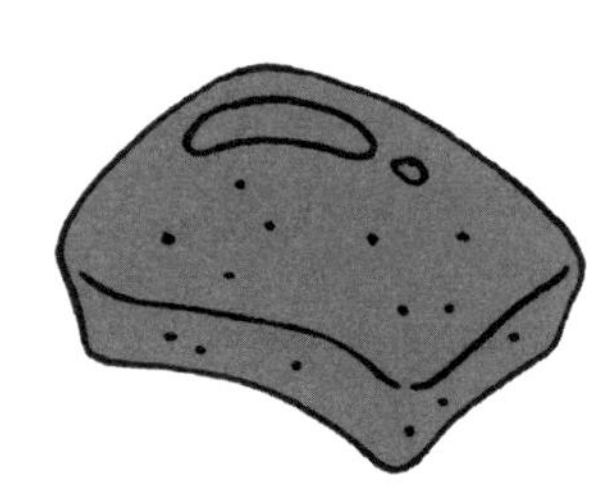

屬　　性	寒性、甘辛味、冬
功　　效	滋養、放鬆、發散、健脾、整腸、解毒、理氣、活血化瘀
適合類型	脾虛型、肺氣虛型
對身體好	脾、肺、大腸
改善症狀	肥胖、便秘、肌膚粗糙、慢性病、血液黏稠

營養與功效

蒟蒻特有的水溶性膳食纖維「葡甘露聚醣 」，是減重與營養保健食品中常見成分。因為有很好的整腸效果而被當成「腸道清道夫」，用來改善便秘，加上去除老廢物質的解毒功能（尤其是大腸），非常適合一些慢性病的調理，更別提它的美肌功效。如果有便秘困擾或是腸胃經常不舒服的人，可嘗試吃蒟蒻改善。之所以蒟蒻對緩解慢性病有莫大幫助，也是因為它能促進「氣」、「血」循環，讓血液循環通順。

健康須知

即使水溶性膳食纖維豐富，但蒟蒻性寒，吃多了容易讓身體有寒氣，導致腹瀉拉肚子，所以煮成關東煮或燉菜，熱食會比較合適。

生活小撇步

葡甘露聚醣會在胃中膨脹，因此容易有飽足感。有減肥需求的人，會以蒟蒻當減重食材，好控制食量。

可以搭配的食材

牛蒡、蓮藕：搭配富含水溶性膳食纖維的食材，做成燉菜或湯類料理，有助整腸改善排便。

薑、辣椒：寒性體質、怕冷的人，和溫性食材一起吃，較不容易畏寒。

紅蘿蔔、羊棲菜：促進血液順暢功效，提高血液黏稠改善效果。

香菇

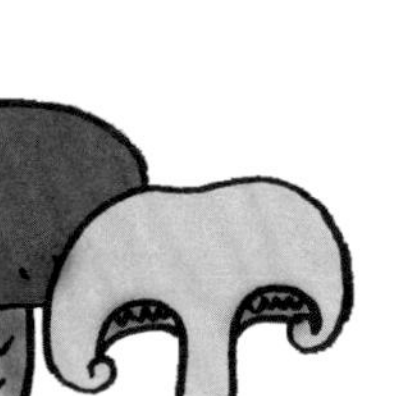

屬　　性：	**平性、甘味、春／秋**
功　　效：	**滋養、放鬆、健脾、補肝、補氣、補血、活血化瘀**
適合類型：	**血瘀型**
對身體好：	**脾、肝**
改善症狀：	**便秘、高膽固醇、食慾不振、疲勞、預防癌症、預防高血壓、骨質疏鬆症**

營養與功效

可預防癌症的 β- 葡聚醣、改善排便及降低膽固醇的非水溶性膳食纖維，以及預防高血壓的鉀元素等礦物質，這些營養價值，香菇可說是應有盡有。不僅如此，香菇還能健脾促進食慾，強化肝功能增進「氣」、「血」生成。

它含有特殊的利得寧成分，是降低膽固醇及改善血液流通順暢，預防慢性病的小幫手，也因為能改善血瘀，生活作息紊亂而造成排便不順或一直無法從疲勞中回復者，可以多吃香菇。

健康須知

高溫料理會削弱香菇的風味和營養，盡可能用 60 到 70 度溫度縮短煮食時間最好。透過日曬乾燥製成的乾香菇，會將一種稱為麥角固醇的成分轉化成維生素 D，可提高鈣質吸收的作用，預防骨質疏鬆症。

生活小撇步

乾香菇泡水回軟，浸泡的香菇水含有大量營養素，建議不要丟掉，拿來作高湯使用吧！

可以搭配的食材

小魚乾、起司：富含鈣質的食材與乾香菇搭配，可提高鈣質吸收率。
紅蘿蔔：與有豐富 β- 胡蘿蔔素的食材一起煮食，提升免疫力預防癌症。

舞菇

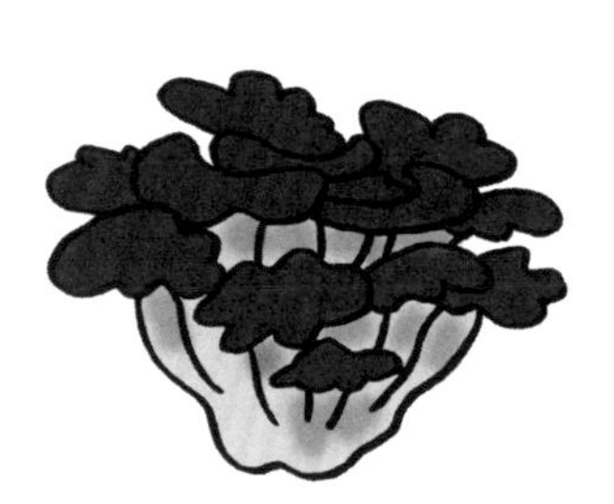

屬　　性：**涼性、甘味、秋**
功　　效：**滋養、放鬆、補氣、滋陰**
適合類型：**脾虛型、氣虛型、血瘀型**
對身體好：**脾、肺**
改善症狀：**便祕、疲勞、肌膚粗糙、焦躁不安、味覺異常、免疫力低下、不孕症、肥胖、預防癌症、預防高血壓、動脈硬化、預防骨質疏鬆症**

營養與功效

舞菇有麥角固醇及豐富的非水溶性膳食纖維（β- 葡聚醣）、鉀，有效預防高血壓、動脈硬化、癌症及改善排便。維生素 B1 幫助消除疲勞，B2 及菸鹼酸具有美肌功效，維生素 D 有助鈣質吸收，預防骨質疏鬆以及緩和焦躁不安，是功用頗多元的蔬菜之一。

其豐富的葉酸與鋅，可用來改善味覺異常，提高免疫力，有想備孕生寶寶的人不妨多吃。舞菇還能補「氣」、「水」，為身體撐起防護傘免受外部刺激（病毒及細菌），推薦給胃腸系統較弱、或皮膚黏膜機能較差，導致影響免疫力的人養生必備。

健康須知

水煮過的舞菇，它的膳食纖維的吸收較佳，容易有飽足感，很適合想減重減肥的人，但要注意的是吃太多容易拉肚子。

生活小撇步

舞菇表面會出水，可以用廚房紙巾擦拭水分，再用報紙包起來，放冰箱冷藏，可延長保存時間。

可以搭配的食材

蔥、豬肝、地瓜：和有補血功能的食材互補，提高虛弱體質的改善效果。

起司、小魚乾：搭配富含鈣質的食材，提高鈣質吸收率，預防骨質疏鬆症及改善焦躁不安的情緒。

推薦 31 竹筍

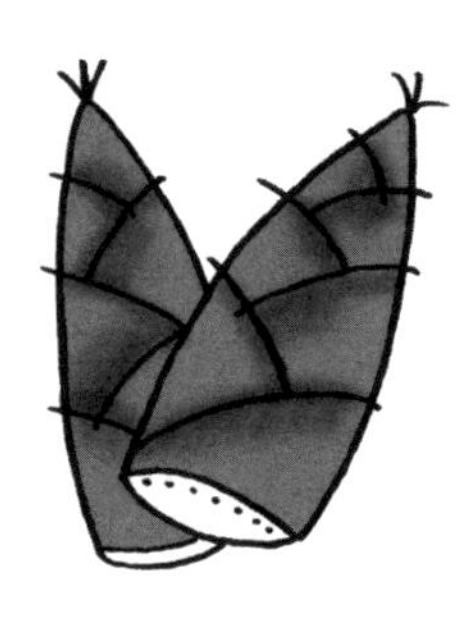

屬　　性：**寒性、甘微苦味、春**

功　　效：**滋養、放鬆、清熱、利濕、芳香性健胃、利尿**

適合類型：**脾虛型、水滯（痰濕）型**

對身體好：**脾、大腸**

改善症狀：**便秘、胃腸機能低下、胃脹氣、食慾不振、潮熱、水腫、痰、預防高血壓及失智症**

營養與功效

富含水溶性膳食纖維（纖維素、木質素），容易便秘者，吃竹筍可促進腸胃蠕動。竹筍也有大量鉀元素，預防高血壓，獨特香氣有助活化胃部機能，起到芳香性健胃作用，有效調整因暴飲暴食導致的胃脹氣，還能促進食慾。竹筍清熱利尿成效佳，有潮熱、容易水腫及常卡痰的人，可多吃緩解不舒服。

近年研究發現竹筍斷面會浮一層白色粉末（酪胺酸 ），這可預防失智症，所以洗菜時別刻意全洗掉，能吃到這層白色粉末再好不過。

健康須知

竹筍寒，體質寒的人要節制。無論用燉煮或用炒的方式料理，營養吸收效果都不錯。

生活小撇步

筍子挖出後，放的時間愈久，苦澀味就會愈重，想生吃，請選擇新鮮剛挖出的最好。

可以搭配的食材

牛蒡、蓮藕：和非水溶性膳食纖維的食材一起用油炒過，兩者搭配有效改善排便。

沙丁魚：含有活絡大腦運轉的 DHA 及 EPA 的青魚類，與竹筍一起吃，對失智症預防預防。

美味 RECIPE

水腫便秘有解！　竹筍牛蒡炊飯

竹筍能利尿，改善水腫及緩解潮熱。富含的膳食纖維也能促進排便。與同樣膳食纖維多的牛蒡做成炊飯，就是一道消水腫排便順暢的清爽料理。

材料 / 3 ~ 4 人份

- 米 ... 300g（2 杯）
- 竹筍 ... 120g
- 牛蒡 ... 50g

【A】調味醬汁

- 日式高湯 ... 120g
- 薄口醬油 ... 20g
- 味醂 ... 1 大匙
- 酒 ... 1 大匙

作法

① 竹筍及牛蒡切成薄粗絲備用

② 將【A】的調味醬汁煮滾，加入步驟①中混合入味

③ 步驟②冷卻後將湯汁跟料分開，湯汁加入米中，電鍋內鍋補水到 2 杯線水量位置，再放入拌料加熱炊熟

④ 炊熟後將米飯拌勻即完成

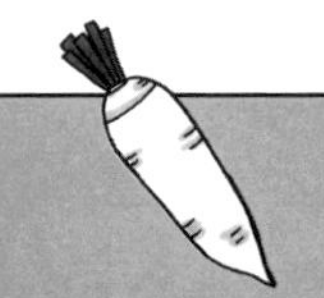

營養 CP 值優的水果推薦

推薦 1 香蕉

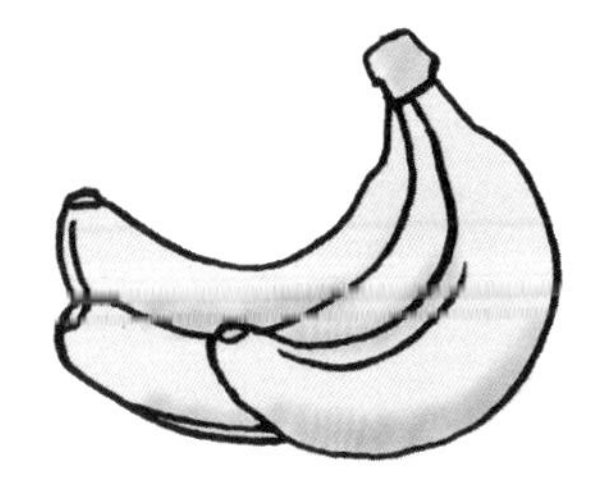

屬　　性：寒性、甘味、一年四季

功　　效：滋養、放鬆

適合類型：氣虛型、脾虛型

對身體好：脾、大腸

改善症狀：便祕、高膽固醇、血糖不穩、疲勞、食慾不振、預防高血壓及動脈硬化

營養與功效

香蕉有豐富的水溶性膳食纖維（果膠），無論改善排便、抑制血糖急遽上升（血糖不穩）、疏通血液、降低膽固醇，功效不在話下，而且豐富的鉀及單寧酸、兒茶素等，更是預防高血壓及動脈硬化的法寶。就水果來說，香蕉熱量高，因有很多碳水化合物（醣類）組成，所以能量轉換效率高（20 分鐘左右快速消化），適合運動前當能量補充劑，或者用來快速恢復體力。

健康須知

香蕉中含有的醣類在食用後約 20 分鐘就能消化轉換成能量，很適合慢性疲勞及因食慾不振營養攝取不足時、或是需在短時間內快速補充能量者攝取。但也因醣類含量高，飲食上有限醣需求的人，得注意攝取量。除此香蕉熱量高，吃多了恐怕會造成肥胖。

生活小撇步

如果吃香蕉時，有混著吃到酸味的水果（像是草莓），要注意這樣會影響香蕉的消化速度，消化會變慢。

可以搭配的食材

葡萄、紅茶：跟著吃含有單寧酸、兒茶素的食物，兩相加乘，讓預防動脈硬化作用加倍。

巧克力：可可（多酚）的食材，有助消除疲勞恢復體力（須注意糖分有無攝取過量）

推薦 2 蘋果

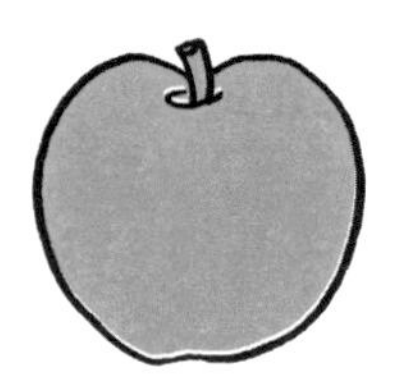

屬　　性：	**涼性、甘酸味、秋**
功　　效：	**滋養、放鬆、收斂、固澀、補氣、滋陰、養心安神、抗氧化**
適合類型：	**脾虛型、陰虛型**
對身體好：	**脾、心**
改善症狀：	**身體乾燥、潮熱、胃腸機能低下、食慾不振、精神不穩、便秘、疲勞、老化、預防感冒、預防傳染疾病、預防動脈硬化**

營養與功效

俗話說「一天一蘋果，醫生遠離我」，蘋果對健康真的好處多多。不只補「氣」強健心脾，滋潤身體改善乾燥及潮熱症狀，還能促進胃腸機能，讓胃口變好，精神也跟著鎮定，平復焦慮，兼具養心安神作用。

蘋果維生素 C 多，能預防感冒等傳染疾病，而水溶性膳食纖維（山梨醇）可軟化糞便預防便祕，另外像是蘋果酸及檸檬酸、天門冬胺酸、多酚等，有助於消除疲勞。被稱為蘋果多酚的「原花青素」，具有強效的抗氧化功能，想預防動脈硬化甚至抗衰老，少不了這一營養素。

健康須知

因為是有助恢復體力的水果，食不知味的時候，蘋果磨成泥吃最開胃，也很適合大量消耗體力或感冒時，用蘋果來調整元氣。

生活小撇步

果皮上有大量維生素 C 及水溶性膳食纖維（果膠等等），最好能連皮吃，可加強改善排便。

可以搭配的食材

檸檬： 吃蘋果時也來點柑橘類的水果，可改善焦躁不安，也能刺激食慾。若感覺提不起勁，就來點這樣的組合。

水梨

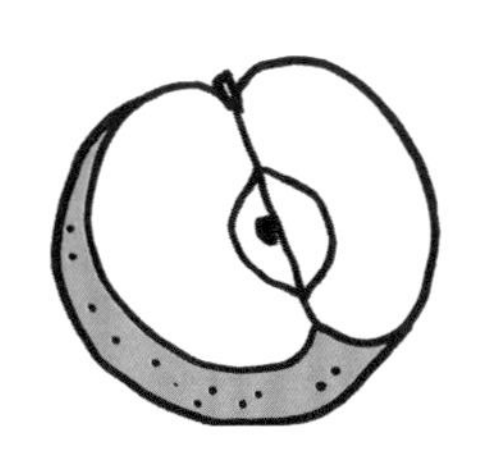

屬性	涼性、甘酸味、夏 ~ 秋
功效	滋養、放鬆、收斂、固澀、利尿、清熱、滋陰
適合類型	陰虛型
對身體好	脾、肺
改善症狀	身體乾燥、喉嚨發炎、肺炎、氣喘、便秘、疲勞、水腫、中暑、咳嗽、預防高血壓

營養與功效

梨子的水分和膳食纖維相當豐富，是滋潤身體裡外的好水果，適合用來緩解喉嚨或肺部發炎（肺炎及慢性支氣管炎、氣喘等），常感皮膚及身體黏膜乾燥的人可多吃水梨改善。而水梨含有的水溶性膳食纖維（山梨醇），能軟化糞便預防便祕。除此，水梨還有防高血壓的鉀元素、幫助消除疲勞的蘋果酸、檸檬酸、天門冬胺酸等成分，天門冬胺酸也能利尿，有效改善水腫問題。

當身體需要清熱降體內火氣，單補充水分之外，也需適度的滋潤，一些中暑或呼吸系統較弱，有氣喘、咳嗽等症狀的人，水梨是很好的改善良方。如果出現咳嗽不止，建議喝有止咳效果的梨子汁舒緩。

健康須知

水梨含有大量水分，滋潤身體效果佳，很適合在乾燥的秋季食用。但因為是涼性水果，吃太多會讓身體過涼，建議可以用糖煮水果方式平衡梨子本身的涼。

生活小撇步

獨特的爽脆多汁口感，是因為有石細胞構造的關係，其在體內不易消化，可以刺激腸胃蠕動，改善便秘。

可以搭配的食材

花梨、蜂蜜：搭配有滋陰作用的食材，增強滋潤身體，提高改善肌膚乾燥及乾咳的功效。

肉桂、桃子：與溫性食材搭配，不讓身體偏涼，推薦體寒者兩種一起吃。水梨加肉桂燉煮也很美味。

草莓

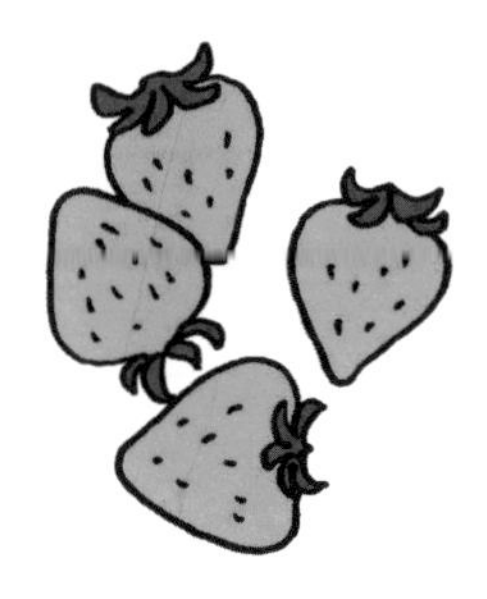

屬　　性：	**涼性、甘酸味、冬 ~ 初夏**
功　　效：	**滋養、放鬆、收斂、固澀、清熱、理氣、養肝**
適合類型：	**陰虛型**
對身體好：	**脾、肺、肝**
改善症狀：	**便秘、肌膚粗糙乾燥、潮熱、血液循環不佳、高膽固醇、焦躁不安、食慾不振、高血壓、皮膚黏膜發炎、口腔潰瘍 、眼睛疲勞、預防感冒**

營養與功效

草莓的維生素 C 及水溶性膳食纖維（果膠）含量豐富，特別是維生素 C，堪稱水果界的佼佼者，能有效改善排便及預防感冒，對美肌也很有幫助。草莓也有清熱作用，緩和熱潮紅，潤澤身體。果膠則有益血液循環及降低膽固醇。

適度吃點酸的東西可以幫「氣」循環好些，也能增強肝功能緩解焦躁不安。所以像是因焦躁不安而沒有食慾、有高血壓風險、潮熱症狀的人，適合吃草莓。草莓更具備活肺功效，想預防皮膚黏膜脆弱、容易口腔潰瘍或時不時感冒，或可考慮來些草莓。

健康須知

因有助於「氣」循環，增強肝功能，相對有效緩和焦躁不安。

生活小撇步

草莓也是涼性水果，吃多容易胃寒導致肚子痛。

可以搭配的食材

藍莓：兩種都是有利增強肝功能的食材，兩種一起吃，還可多了藍莓的花色素苷幫忙，提升改善眼睛疲勞的效果。

鳳梨

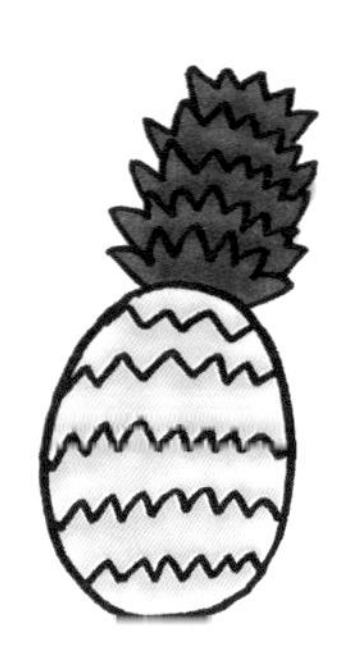

屬　　性：**平性、甘酸味、夏**

功　　效：**滋養、放鬆、收斂、固澀、清熱、利水、抗氧化、補氣、滋陰**

適合類型：**氣虛型、脾虛型、陰虛型**

對身體好：**脾、膀胱**

改善症狀：**胃腸機能低下、潮熱盜汗、水腫、肥胖、疲勞、肌膚乾燥、夏季疲勞症候群**

營養與功效

熱帶水果代表 — 鳳梨，非水溶性膳食纖維豐富，有效改善胃腸機能，它的清熱作用可祛除體內過剩熱能，進而緩解潮熱盜汗症狀，利水部分則有助消水腫。

鳳梨還有可促進肉類（蛋白質）消化的蛋白質分解酵素（鳳梨酵素），能夠有效預防肥胖，更不用說維生素 C 的抗氧化功能。加上鳳梨能補「氣」、「水」，幫助恢復身體能量及水分，在炎熱夏天想預防夏季疲勞症候群或汗流過多導致體力消耗，鳳梨是不錯的營養補給。

健康須知

鳳梨雖有清熱功能，但屬於平性水果，不會讓身體過涼，體質寒者不用擔心忌口。可以跟其他水果和著吃，不過須注意如果都是寒性或熱性同性質混合的話，可能會造成體內冷暖調節機制紊亂，造成過涼或有潮熱等狀況。

生活小撇步

吃鳳梨的時候常會感覺舌頭刺刺麻麻的，那是因為蛋白質分解酵素（鳳梨酵素）造成。

可以搭配的食材

豬肉、雞肉：鳳梨特有的蛋白質分解酵素可以促進肉類消化，預防肥胖，尤其推薦搭配豬肉跟雞肉，可以加強消除疲勞，恢復體力。

優格：蛋白質分解酵素也可增進鈣質吸收，搭配富含鈣質的食材，可改善焦躁不安及預防骨質疏鬆症。

推薦 6 奇異果

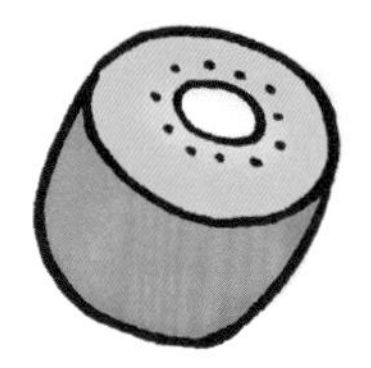

屬　　性：	**寒性、甘酸味、冬 ～ 春**
功　　效：	**滋養、放鬆、收斂、固澀、利尿、清熱**
適合類型：	**脾虛型、腎虛型**
對身體好：	**脾、腎**
改善症狀：	**免疫力低下、血液循環不良、水腫、便秘、食慾不振、肥胖、胃腸機能低下、焦躁不安、潮熱、預防感冒、高血壓**

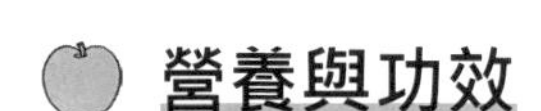

營養與功效

因有豐富的維生素 C 及 E、膳食纖維（果膠及纖維素）、鉀元素等，無論提升免疫力預防感冒，促進血液循環、防高血壓，甚至消除水腫與改善排便，均有不錯健康功效。其中的蛋白質分解酵素（奇異果蛋白酶）同鳳梨，可促進肉類（蛋白質）分解消化，防止肥胖。

奇異果也能幫助利尿，有排尿困難的人可多吃調養。同時它亦可用來消除胃熱，恢復胃腸機能、改善焦躁不安，很是推薦給胃腸機能不佳或時常感到潮熱的人食用。

健康須知

奇異果性寒，相對清熱作用強，體寒者不能吃太多，不建議冰過再吃，從冰箱取出後，退冰變常溫吃為佳。

生活小撇步

把奇異果立起垂直按壓的時候，底部如果有稍微凹陷，是比較甜、好吃的徵兆。據說這是因為中心的白色部分最晚熟成的關係。

可以搭配的食材

鳳梨：幾乎有一樣功效，兩種一起吃，可互相加強各自食補療效。

豬肉、雞肉：奇異果的蛋白質分解酵素能幫忙消化肉類食物，怕胖可多吃。做菜時，除了在肉中放進果肉，讓豬雞肉等肉質軟化，奇異果的果皮也有一定軟化效果。

推薦 7 桃子

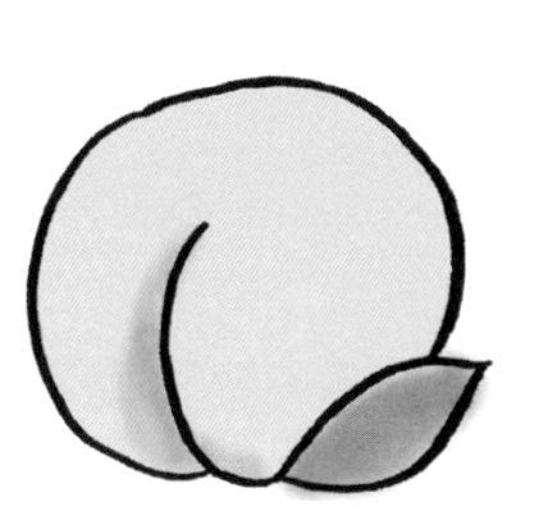

屬　　性：	**溫性、甘酸味、夏～秋**
功　　效：	**滋養、放鬆、收斂、固澀、理氣、活血化瘀**
適合類型：	**血瘀型**
對身體好：	**脾、大腸、肝、肺**
改善症狀：	**體寒、胃腸機能低下、食慾不振、血液循環不良、高膽固醇、焦躁不安、口臭、疲勞、經痛、預防高血壓、動脈硬化**

營養與功效

溫性屬性關係，有暖和身體的效果，可用來調和偏寒體質。還能回復胃腸功能刺激食慾，桃子的水溶性膳食纖維（果膠）也能改善血液循環與降低膽固醇。它的理氣作用促使「氣」循環，有效緩解焦躁不安。

蘋果酸能抑制口臭，檸檬酸則幫助消除疲勞，鉀元素有利預防高血壓，桃子更有活血化瘀改善血淤優點，常陷入焦躁不安、高血壓或是經痛等因為血瘀而導致有慢性病風險，桃子或許是調整的良方。

健康須知

可用來活血化瘀的水果，加上性溫，就營養療效，是非常珍稀的食材品項，體寒者也可盡情享用。

生活小撇步

桃子種子裡的仁稱為桃仁，常被作為中藥材使用。有助血液循環，美容效果佳。切碎的桃葉裝入袋中作為入浴劑使用，可以有效改善痱子、接觸性皮膚炎、濕疹等症狀。

可以搭配的食材

櫻桃：都是溫性水果，有助改善血液循環，活血化瘀效果佳。

葡萄

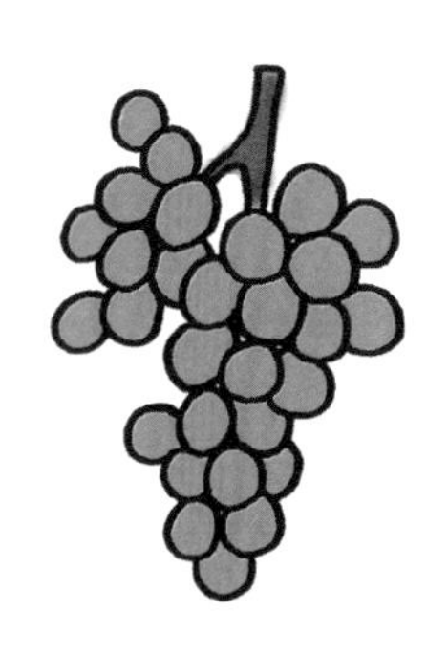

屬　　性：	**平性、甘酸味、夏 ~ 秋**
功　　效：	**滋養、放鬆、收斂、固澀、抗氧化、抗菌、利水、補氣、補血、理氣、補腎、健脾**
適合類型：	**水滯（痰濕）型、氣虛型、血虛型**
對身體好：	**脾、肺、腎**
改善症狀：	**老化、視力回復、高血壓、水腫、疲勞、暈眩、預防食物中毒**

營養與功效

擁有眾多養生效果的葡萄，尤其單寧酸、兒茶素等，是抗衰老不可或缺的抗氧化成分，而單寧酸也有抗菌作用，多少能預防食物中毒。而花色素苷（多酚的一種）高抗氧化有助預防老化、回復視力及降低血壓。

此外葡萄的利水作用可調整體內水分代謝平衡，幫助消水腫；葡萄糖具有快速消除疲勞，補充體力的功效。葡萄又能補充「氣」、「血」，改善疏通「氣」與調整「水」代謝，由於是可以強健腎功能的水果，想防老化、有暈眩症狀、氣血不足引起貧血及疲勞倦怠感、有水滯（痰濕）問題的人養生必備。

健康須知

因為可同時補充「氣」、「血」，讓能量得以在體內循環輸送，當夏天太熱，大量消耗體力之餘，或者浮現倦怠感時，可以吃點葡萄藉此消除夏季疲勞症候群。

生活小撇步

葡萄含有一種酒石酸的成分，這被認為可以降低膽固醇，而酒石酸能直達結腸，對大腸癌預防或可有些作用。葡萄表皮及種子也有多酚，心臟病與中風防範皆有助益。研究發現德拉瓦品種的葡萄種子，有一種叫做白藜蘆醇的抗癌成分。

可以搭配的食材

西瓜、甜瓜：搭配著吃利尿效果佳的食材，提高消除水腫效果。

扇貝：與強健肝功能的食材相輔相成，讓肝機能運作得到加倍助力，有效提升改善貧血及消除疲勞的功效。

櫻桃

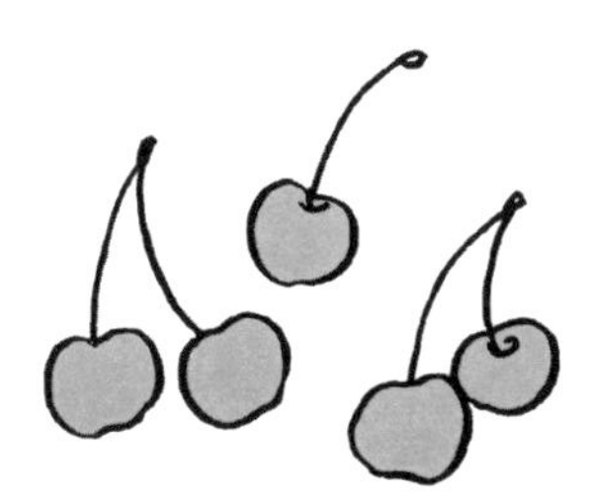

屬　　性：	**溫性、甘酸味、夏**
功　　效：	**滋養、放鬆、收斂、利水、固澀、補腎、健脾、溫熱、 補血**
適合類型：	**脾虛型 、水滯（痰濕）型、血虛型**
對身體好：	**脾、腎**
改善症狀：	**胃腸機能低下、食慾不振、體寒、貧血、水腫、關節痛、高血壓、疲勞、肌膚粗糙、預防感冒**

營養與功效

既能強健脾腎，自然能增強胃腸機能刺激食慾。極佳的利水以及調節體溫的溫熱作用，體寒者也能放心地吃。而櫻桃含有鐵質與葉酸，幫助調理貧血症狀，是相當優質的水果，建議有伴隨水腫及發冷問題的關節痛患者可以多吃。

櫻桃更富含鉀元素及檸檬酸、維生素 C，不僅預防及改善高血壓，亦可防患感冒，對於消除疲勞、美肌等也有不錯效用。

健康須知

內含大量檸檬酸，有助增強脾腎功能，在疲憊沒有食慾時，可以吃櫻桃改善。因為性溫，又有鐵質及葉酸，孕媽咪懷孕期間也能安心享用。

生活小撇步

在中醫，是被視為「可以治療所有虛症（氣虛、血虛、陰虛等），並能補充元氣、滋養皮膚、保濕」的滋補聖品。也能讓氣色變好，使人更加美麗，自古以來就很受到重視。

可以搭配的食材

起司：檸檬酸可增進鈣質吸收，所以和富含鈣質的乳製品一起吃，有效預防骨質疏鬆症。

桃子、杏桃：體寒者可以混搭其他溫性水果，有助調理提高身體熱能。

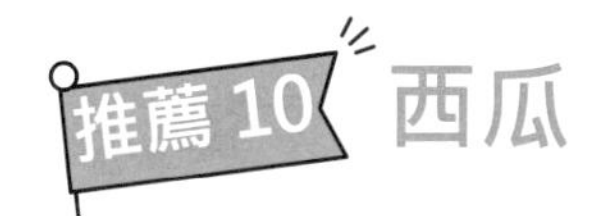

西瓜

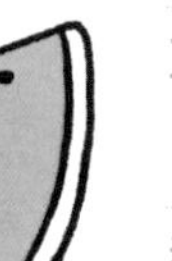

屬　　性：	**寒性、甘味、夏**
功　　效：	**滋養、放鬆、抗氧化、鎮靜、清熱、滋陰、發汗、利水**
適合類型：	**陰虛型 、水滯（痰濕）型**
對身體好：	**脾、心、膀胱**
改善症狀：	**焦躁不安、潮熱、身體乾燥、喉嚨乾渴、皮膚炎、肩頸僵硬、水腫、夏季疲勞症候群、中暑、預防高血壓與動脈硬化、防腦梗塞**

營養與功效

西瓜富含可防高血壓的鉀，又有抗氧化的 β- 胡蘿蔔素，預防動脈硬化及腦梗塞，還多了輔助精神心理的鎮靜作用，緩解因酷熱引起的焦躁不安，又兼具調和體內熱氣的清熱效果，改善潮熱及喉嚨乾渴。西瓜更有補「水」的滋陰功能，舒緩發燒潮熱、皮膚炎等發炎症狀。

吃西瓜還能幫助發汗，消除體內過剩的火氣，緩解肩頸僵硬，它的利水功效則是透過調整體內水分，達到消腫止渴的功效，所以中暑或夏季疲勞症候群發作時，吃西瓜準沒錯。

健康須知

西瓜性寒，吃太多會造成胃寒引發腹瀉或腹痛。

生活小撇步

在日本一般不會吃西瓜籽，但它卻有維生素 B6 及葉酸、鎂等豐富營養素。將黑色西瓜籽日曬曬乾，剝掉外層皮殼後食用。白色的籽因為較軟可以直接吃無妨。

可以搭配的食材

鹽：西瓜撒抹鹽巴吃，可補充鈉和鉀，提高預防中暑的效果。

桃子、櫻桃：搭配溫性食材，可以減緩身體過涼趨寒，體寒者無須擔憂吃西瓜過多會讓身體更寒。

推薦 11 甜瓜

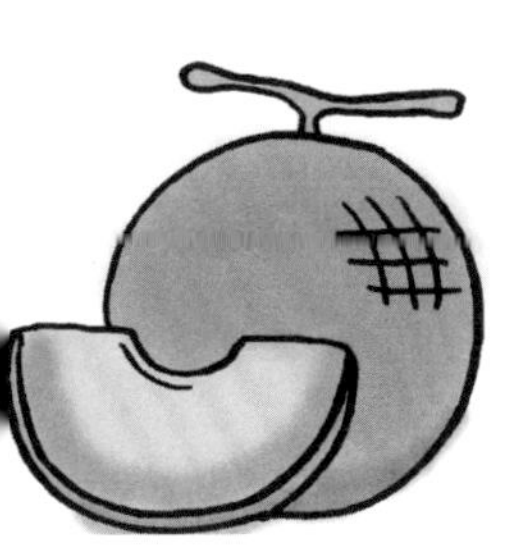

屬　　性：**寒性、甘味、夏**

功效：**滋養、放鬆、健脾、利水、清熱、理氣**

適合類型：**陰虛型 、水滯（痰濕）型**

對身體好：**脾、心、肺、大腸**

改善症狀：**食慾不振、身體乾燥、便秘、免疫力低下、發燒、潮熱、焦躁不安、精神不穩、預防癌症、預防高血壓**

營養與功效

健脾與利水雙效作用，能刺激食慾及滋潤身體。甜瓜豐富的膳食纖維（果膠）、 β- 胡蘿蔔素、鉀，改善排便和提升免疫力，有效預防癌症及高血壓。其清熱與強化「氣」疏通的理氣作用是甜瓜營養強項，若因夏季疲勞症候群引起的食慾不振，或是有發燒、潮熱、焦躁不安等症狀的人，可嘗試吃甜瓜來緩解。

甜瓜也具備體內的神經傳導物質 GABA，舒解壓力之際，讓亢奮的大腦鎮定下來，所以感覺到焦躁不安時，吃點甜瓜安撫浮躁感，穩定心神。

健康須知

雖然幫助排便，但寒性強，留心吃多會讓身體更涼寒。

生活小撇步

甜瓜底部變黃色，稍微輕壓，觸感是微微柔軟的狀態，代表瓜甘甜可口。因此買回家後，先在室溫下放個幾天（催熟），讓甜瓜香味及甜味馥郁些。儲藏溫度太低會使味道變差，建議要吃之前 1 到 2 小時，再放冰箱冷藏即可。

可以搭配的食材

桃子：體質虛寒的人建議搭配溫性水果，可防身體過涼。如理「氣」的甜瓜配上疏通「血」循環的桃子，或可促進「氣」、「血」新陳代謝，改善身體健康。

杏桃

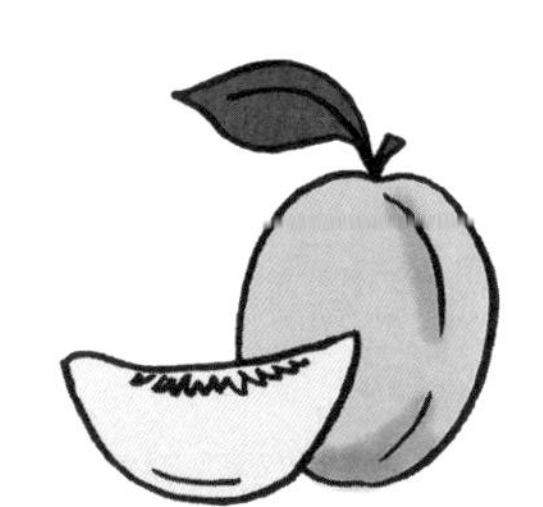

屬　　性：	溫性、甘酸味、夏
功效：	滋養、放鬆、收斂、固澀、滋陰、養心安神
適合類型：	心氣虛型 、肺陰虛型
對身體好：	肺、心、腎
改善症狀：	免疫力低下、便秘、寒性體質、血液循環不佳、乾咳、咳嗽、肌膚乾燥、精神不穩、老化、預防癌症

營養與功效

豐富 β- 胡蘿蔔素是提升免疫力預防癌症利器，更富含水溶性膳食纖維（山梨醇）好改善排便，豐富的水溶性膳食纖維（山梨醇）可改善排便，維生素 E 則能促進血液循環，提高體溫，有效改善乾咳症狀。

杏桃也有潤肺功效，有咳嗽症狀或肌膚乾燥煩惱的人，多吃有益健康，另外在養心安神方面，可增強心功能，是備感強烈不安者的調理良方。

健康須知

杏桃能溫腎、補充腎陽氣，不只防老化還能提高免疫力。對苦惱年紀增長免疫力跟著下滑的人來說，是天然的保健食品。

生活小撇步

杏桃帶點酸味，胃腸較弱者可能會有些刺激。所以胃酸多或有胃發炎症狀者應少碰為妙，另外，種子具有毒性，千萬別誤食！

可以搭配的食材

桃子： 和同是溫性的桃子一起吃，可改善寒性體質及強化促進血液循環。

檸檬、甜橙： 柑橘類與杏桃互搭，能提高養心安神功效，緩解焦躁不安效果更顯著。

美味 RECIPE

戰勝焦躁不安　杏桃橘子皮果醬

將溫性且具有理氣作用的杏桃與橘子皮一起製作成果醬，可有效舒緩焦躁不安。吃麵包或優格，加入果醬，更加美味。

材料 / 3 ~ 4 人份

- 杏桃 ... 100g
- 橘子皮 ... 100g
- 白糖 ... 140g

作法

① 杏桃去除種子與蒂頭，橘子皮切成薄片

② 步驟①的食材放入鍋子，並加入白糖拌均勻

③ 步驟②靜置 3 到 4 小時

④ 中火熬煮約 2 小時後，待冷卻即完成

推薦13 荔枝

屬　　性：	溫性、甘酸味、夏
功　　效：	滋養、放鬆、收斂、固澀、活血化瘀、健脾、養肝、補氣、補血
適合類型：	陽虛型 、血虛型
對身體好：	脾、肝
改善症狀：	寒性體質、貧血、焦躁不安、血液循環不良、不孕、噁心想吐、視力衰退、眼睛疲勞

營養與功效

荔枝性溫，可帶動體內熱能升溫，用於改善寒性體質、貧血、血瘀、緩解焦躁不安、促進血液循環。富含葉酸，缺乏葉酸的人可多攝取。荔枝也能增強肝脾機能，促進「氣」、「血」生成，補氣、補血不在話下，相對能提高新陳代謝，有效改善噁心想吐以及眼睛機能。

健康須知

溫性力道強大的荔枝，吃多反引起燥熱上火，本身體質偏熱的人應盡量減少食用量。

生活小撇步

說到荔枝，就會想到楊貴妃愛吃的水果就是荔枝，因其是嬌貴難保存的溫性水果，在中國也很流行把荔枝做成荔枝乾食用。

可以搭配的食材

紅棗：搭配具有整腸及補「血」效果的食材，可增強各種食療功效，並改善貧血。

櫻桃、杏桃：和同為溫性食材一起吃，助長「氣」循環，刺激腸道蠕動，排便順暢。

梅子

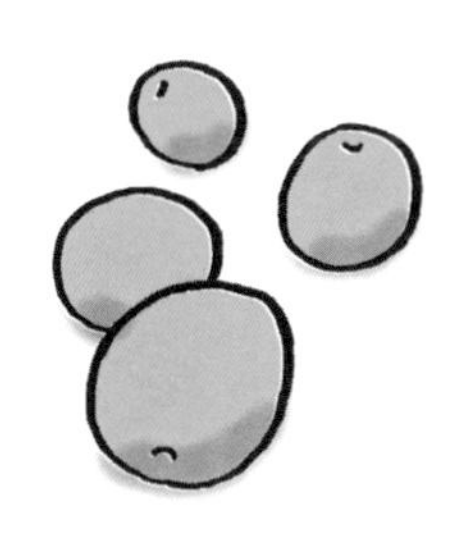

屬　性：	**平性、酸味、初夏**
功　效：	**收斂、固澀、整腸、滋陰、補血**
適合類型：	**陰虛型、肝氣鬱滯型**
對身體好：	**大腸、脾、肺、肝**
改善症狀：	**食慾不振、喉嚨乾渴、腹瀉、血液循環不良、貧血、體力下降**

營養與功效

梅子獨特的酸味可刺激食慾及促進唾液分泌改善喉嚨乾渴。亦有調節腸道的整腸作用，預防腹瀉。梅子還有鐵和維生素 E，有助改善貧血與血液循環。

健康須知

酸味可以調理陰虛，因為體內「水」不足而有口渴現象，或是腹瀉時，可吃帶酸的食材來改善不適。梅子也能改善發燒及出汗等急性陰虛症狀。換句話說，罹患感冒，或偶發夏季疲勞症候群、中暑而體力大量消耗時，靠吃梅子來改善。

生活小撇步

梅子還沒成熟前，是具有毒性不可直接生吃。但待熟成，或是做成梅干，或用酒醃漬等方式來分解青梅毒性。

可以搭配的食材

百合根、白蘿蔔、蓮藕：與強健肺機能的食材一起搭配，有助提高改善肌膚乾燥及緩解支氣管炎效果。

魷魚、章魚、沙丁魚：與含有牛磺酸的海鮮或青魚類互搭，改善肝功能之外，有效降低膽固醇及改善慢性倦怠沉重感。

美味 RECIPE

消除疲勞元氣料理　梅煮沙丁魚

補「氣」、「血」，改善血液循環的沙丁魚，加入能消除疲勞恢復體力的梅子，很適合在疲憊、體力殆盡時，來一盤補足元氣。

材料 / 3 ~ 4 人份

· 沙丁魚 ... 8 條
· 梅干 ... 3 到 4 個
· 薑 ... 1 片
· 醬油 ... 2 大匙
· 味醂 ... 2 大匙
· 水 ... 1.5 杯

作法

① 將沙丁魚去頭，內臟清除乾淨
② 醬油、味醂、水加入鍋中煮沸後，加入處理好的沙丁魚及梅干、薑片
③ 蓋上鍋蓋，邊把醬汁均勻淋到魚身，並以小火燉煮約 20 到 30 分鐘即完成

推薦 15 柿子

屬　性：	寒性、甘味、秋
功　效：	滋養、放鬆、清熱、滋陰
適合類型：	陰虛型
對身體好：	大腸、心、肺
改善症狀：	免疫力低下、宿醉、腹瀉、打嗝、潮熱、身體發炎、身體乾燥、發燒、預防癌症

營養與功效

β- 隱黃素及 β- 胡蘿蔔素，是提高免疫力與有效預防癌症不可或缺的營養素，這些柿子全包辦了，再者果實成熟後，更帶有可分解酒精的成分，是防宿醉的好食材；帶澀味的柿子，則因單寧酸、兒茶素，能改善腹瀉，柿子的蒂頭也有功效，是用來製作治療呃逆的中藥材原料。

健康須知

柿子性寒，有利舒緩身體潮熱及發炎症狀，滋潤身體改善乾燥。也能緩解因為陰虛而引起的發炎及發燒，故發高燒時，有一說可吃柿子來幫助退燒。

生活小撇步

牛奶中的蛋白質與柿子的果膠結合後會產生凝固特性，不需要吉利丁就能做成布丁。

可以搭配的食材

橘子：和同樣富含 β- 隱黃素的食材相輔相成，可提高免疫力，更能有效預防癌症。

美味 RECIPE

滋補潤澤　柿子布丁

可以滋潤身體改善潮熱及乾燥問題的柿子，和同樣有潤澤效果的牛奶，共組一道養生甜點，很是推薦給有乾燥肌及潮熱困擾者。

材料 / 3 ～ 4 人份

- 柿子 ... 400g 左右
- 牛奶 ... 200ml
- 白糖 ... 1 大匙（可依個人喜好調整）

作法

① 柿子削皮、去掉種子

② 將處理好的柿子放入食物調理機或果汁機打成滑順的果泥

③ 將牛奶及白糖加入柿子果泥，並均勻混合

④ 將混合好的步驟③倒入容器，冷藏 3 小時以上凝固即可

檸檬

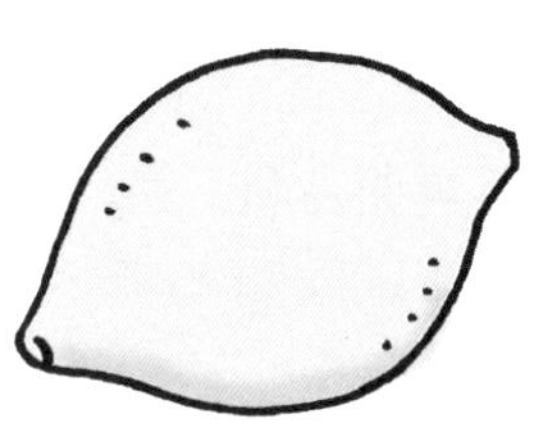

屬　　性：	**平性、甘酸味、秋～冬**
功　　效：	**滋養、放鬆、收斂、固澀、芳香健脾、理氣**
適合類型：	**脾虛型、肺陰虛型**
對身體好：	**脾、肺**
改善症狀：	**焦躁不安、食慾不振、喉嚨乾渴、咳嗽、有痰、肌膚粗糙、免疫力低下、胃脹氣、預防感冒**

營養與功效

嚐起來酸甜鮮明的檸檬，其清新舒爽的香氣可以轉換焦躁不安情緒，同時也刺激著食慾，改善喉嚨乾渴。因還能滋潤肺部和支氣管，略有止咳化痰的功效。

檸檬有豐富維生素 C，除了美肌效果，亦可提高免疫力預防感冒。邊促「氣」循環緩和不安，相對也讓腸道蠕動活絡起來，自然勾起食慾。所以一些壓力大引起焦躁感，或是覺得胃添堵的人，可吃檸檬調解。

健康須知

中午前吃的話，會因為檸檬皮中光敏性成分 — 補骨脂素，增加紫外線的吸收，容易產生曬斑。一般建議晚上吃會較好。

生活小撇步

因為檸檬酸性極強，腸胃較弱者會較刺激敏感。胃酸多或是胃發炎者應避免食用過量。

可以搭配的食材

蜂蜜：搭配補「水」食材，可提高滋潤身體及消除疲勞恢復體力的效果。

甜橙、柚子：與其他柑橘類水果互搭，能增進改善食慾不振的功效。

雞肉：低脂高蛋白的雞肉摻入檸檬，可以促進腸胃運動，推薦給覺得腸胃機能疲乏蠕動差，想要獲得適當營養的人。

推薦17 葡萄柚

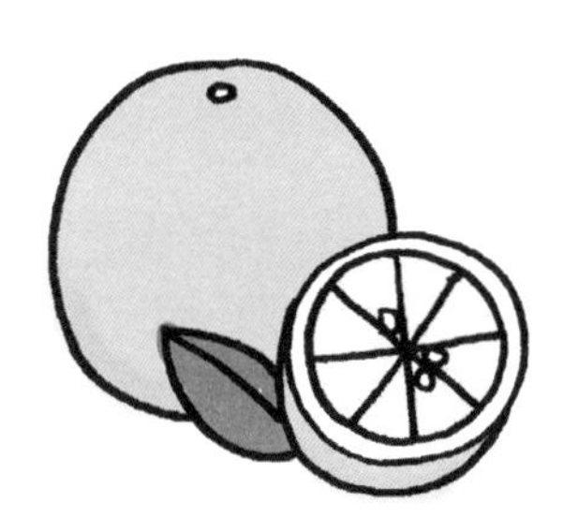

屬　　性：	**寒性、甘酸味、春**
功　　效：	**滋養、放鬆、收斂、固澀、芳香健脾、抗氧化、健脾、滋陰、養肝、理氣、清熱**
適合類型：	**肝氣鬱滯型、陰虛型**
對身體好：	**脾、肝、肺**
改善症狀：	**焦躁不安、胃腸機能低下、食慾不振、異常血脂症、老化、肌膚粗糙、免疫力低下、宿醉、肝功能低下、預防動脈硬化、預防癌症、預防高血壓**

營養與功效

葡萄柚香氣能提升胃腸機能增進食慾，亦可平復情緒，另外，在肌醇的作用下，有預防動脈硬化效果。會覺得葡萄柚帶苦味，是因為柚皮苷（多酚的一種）可促進脂肪分解，這能有效改善血脂異常，更別提它的抗氧化作用，帶來美肌與癌症預防雙重功效。

尤其紅色葡萄柚，β- 胡蘿蔔素及番茄紅素豐富，不乏抗衰老、改善肌膚粗糙、提升免疫力、預防動脈硬化等作用。其強化肝脾潤肺功能，有助「氣」循環，消除體內過剩的火氣（特別是肝火）。肝功能不佳者（發炎性）、嚴重焦躁不安，以及有宿醉困擾的人，葡萄柚是健康養生頗佳的好水果。

健康須知

由於強烈寒性，體質偏寒者及腸胃不好的人，要留意吃太多可能會造成身體不適。

生活小撇步

葡萄柚有很多不同品種，像是白肉葡萄柚、紅寶石葡萄柚、星紅寶石葡萄柚、白金葡萄柚等。紅色果肉會比白色果肉甜味高，酸味及苦味較少。苦味成分「柚皮苷」的結晶是尖銳的針狀，因此吃葡萄柚的時候舌頭跟嘴唇會有微刺感。

可以搭配的食材

橘子：與溫性食材一起，可抑制身體過涼，適合體質寒的人飲食搭配。

櫻桃、桃子：和活血化瘀的食材組合，有助改善血瘀。

橘子

屬　　性：	**溫性、甘酸味、冬**
功　　效：	**滋養、放鬆、收斂、固澀、理氣、芳香健脾、溫補**
適合類型：	**脾虛型、陽虛型**
對身體好：	**脾、肺**
改善症狀：	**免疫力低下、焦躁不安、胃腸機能低下、食慾不振、喉嚨乾渴、寒性體質、疲勞、預防癌症**

營養與功效

橘子的 β- 隱黃素及 β- 胡蘿蔔素，能提升免疫力預防癌症；本身的果香對「氣」的循環疏通有益，進而安撫焦躁情緒，這也能達到芳香健脾，刺激食慾，有效改善喉嚨乾渴，寒性體質或者感到疲勞的時候，不妨來顆橘子舒緩舒緩。

健康須知

溫暖身體的溫補作用強，所以得注意吃太多的話，怕會引發潮熱症狀。

生活小撇步

果皮含有可分解油脂的檸檬烯及有效去除水漬汙垢的檸檬酸，實用性高，很常用做清潔瓦斯爐周圍、微波爐、油性筆污漬、浴室等清潔用品原料。而含有保護塗層作用的果膠，也很適合拿來清潔保養鞋子。

可以搭配的食材

紅蘿蔔、番茄、杏桃：與同樣有預防癌症功效的食材互搭，效果加倍。

美味 RECIPE

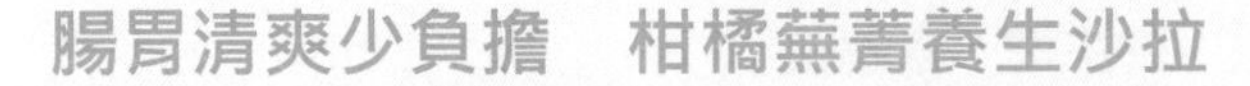

腸胃清爽少負擔　柑橘蕪菁養生沙拉

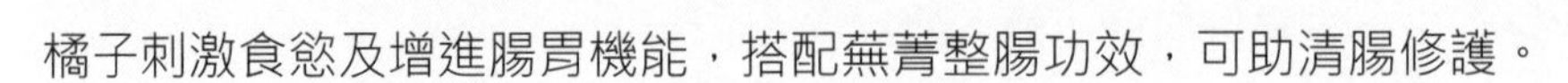

橘子刺激食慾及增進腸胃機能，搭配蕪菁整腸功效，可助清腸修護。

材料 / 3 ~ 4 人份

- 蕪菁（中）... 5 至 6 個
- 橘子 ... 3 顆
- 鹽 ... 少許

【A】調味醬汁

- 醋 ...1/2 茶匙
- 橄欖油 ...1 茶匙
- 胡椒 ... 少許

作法

① 蕪菁去皮薄切，撒上鹽搓揉均勻

② 橘子剝皮對半切

③ 將【A】的調味料混合均勻，加入步驟①、②拌勻

柚子

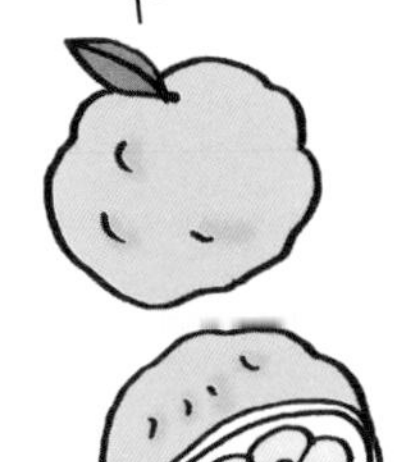

屬　　性	寒性、甘酸味、冬
功　　效	滋養、放鬆、收斂、固澀、芳香健脾、理氣
適合類型	肝氣鬱滯型、陰虛型
對身體好	脾、肺
改善症狀	食慾不振、血液循環不良、焦躁不安、潮熱、亢奮、咳嗽、宿醉、預防感冒

營養與功效

柚子香氣清爽能使人放鬆，同時增進食慾，是有芳香健脾作用。它更含豐富的維生素C、E，幫助預防感冒與促進血液循環。柚子理氣作用強，讓「氣」循環舒緩不安情緒，對調解身體潮熱和過度亢奮也有一定效果。除此，亦有潤肺特性，如有乾咳症狀，可吃柚子緩解不適，甚至在喝酒之後吃柚子，還能幫助醒酒喔！

健康須知

果肉營養素豐富，能做成柚子茶、果醬、蜂蜜醃漬物等，可以帶皮全部一起食用效果更好。

生活小撇步

冬至時泡柚子浴，可促進血液循環，增加體溫預防感冒，對於手部乾燥龜裂也有治療效果。

可以搭配的食材

薑：搭配溫性食材，提升預防感冒及增進腸胃機能效果。

檸檬：柑橘類水果都很適合搭柚子吃，因為它們的理氣作用有助排解焦躁不安與壓力。

美味 RECIPE

消除食慾不振！　薑片柚子茶

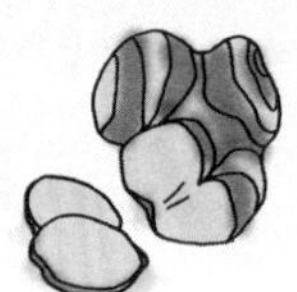

有助「氣」循環，刺激食慾的柚子搭配增強脾功能的薑，很適合在沒有胃口的時候飲用的養生茶品。

材料 / 3 ~ 4 人份

· 柚子 ... 1 顆（柚子皮 1 大匙）
· 薑泥 ... 1 大匙（管狀包裝的也 OK）
· 蜂蜜 ... 2 至 3 大匙
· 水 ... 600ml

作法

① 把柚子皮、薑、蜂蜜、水加入鍋中，開火燉煮
② 柚子擠汁加入步驟①鍋中
③ 沸騰後再繼續熬煮 2 到 3 分鐘，倒入杯中即完成

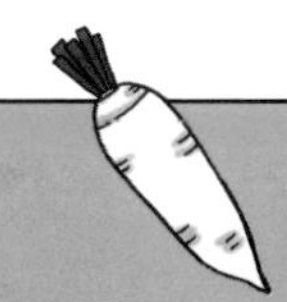

優質補給的海鮮貝類推薦

推薦1 竹筴魚

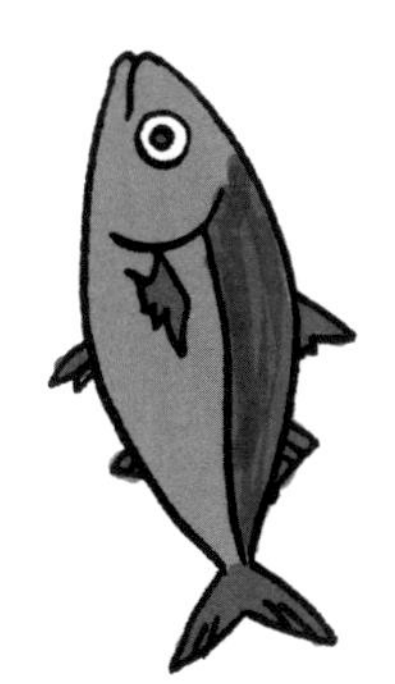

屬　　性：**溫性、甘味、夏**

功　　效：**滋養、放鬆、養肝、補腎、補氣、補血、活血化瘀、養心安神**

適合類型：**血瘀型**

對身體好：**脾、心、肺、腎**

改善症狀：**專注力低落、肌肉骨骼脆弱、焦躁不安、胃腸機能低下、衰老、精神不穩、防失智症、預防動脈硬化、預防高血壓和高膽固醇、預防骨質疏鬆**

營養與功效

豐富的 DHA 可有效預防失智症及提高專注力，竹筴魚的 EPA 含量也頗豐，能優化血管與血液品質，預防動脈硬化、高血壓、高膽固醇血症等疾病。再者，魚類優良蛋白質及鈣質是預防骨質疏鬆症，維持肌肉骨骼健康及緩解焦躁不安，最佳營養來源。

加上可改善胃腸機能，強化肝腎機能，有助補「氣」、「血」改善血瘀狀態，可說是保持大腦身心康健的好食材。除此，竹筴魚也具有平復鎮定精神的養心安神作用。

健康須知

竹筴魚的骨頭可做成炸魚骨仙貝食用。連骨頭一起吃，可以攝取到更多鈣質及營養。

生活小撇步

生吃的時候要注意新鮮度，腸胃較弱者應避免生食，熟食為佳。

可以搭配的食材

蔥、韭菜、紫蘇：香味較濃郁的食材和竹筴魚一起享用，好調節強化腸胃消化吸收機能，同時加乘舒緩焦躁不安效果。

美味 RECIPE

疲勞壓力退散！　南蠻漬風味檸檬竹筴魚

補「氣」、「血」的竹筴魚與助「氣」循環的檸檬，可以做成一道在身心疲勞時，恢復體力的開胃美食。

材料 / 3 ~ 4 人份

- 竹筴魚 ... 4 至 5 條
- 鹽 ... 少許
- 片栗粉 ... 少許

【A】醃漬醬汁

- 醋 ... 20g
- 薄口醬油 ... 10g
- 砂糖 ... 10g
- 日式高湯 ...1 00g
- 檸檬汁 ... 適量（可依照個人喜好調整）

作法

① 在竹筴魚上抹鹽後，裹上片栗粉油炸

② 混合【A】的調味料做成醃漬醬汁，將炸好的魚浸泡在醬汁中

③ 等待入味即完成

Tips 可以將切絲的彩椒或洋蔥一起浸泡醃漬，增加口味層次

推薦2 沙丁魚

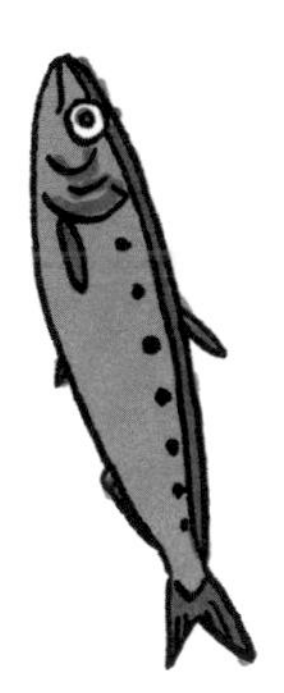

屬　　性：	**溫性、甘味、夏～秋**
功　　效：	**滋養、放鬆、健脾、補氣、補血、活血化瘀**
適合類型：	**脾虛型、血虛型、氣虛型、血瘀型**
對身體好：	**脾、肺、腎**
改善症狀：	**焦躁不安、動脈硬化、高膽固醇、高血壓、疲勞、衰老、肌膚粗糙、預防骨質疏鬆症、 預防失智**

營養與功效

作為養生食補，沙丁魚功能滿滿，其豐富鈣質與提高鈣質吸收的維生素D，可有效預防骨質疏鬆症及改善焦躁不安；EPA及DHA是活化腦部機能所需營養，幫助改善血液及血管相關疾病（動脈硬化、高膽固醇、高血壓等）。另外，沙丁魚亦能健脾，促進「氣」、「血」生成，補充元氣，延緩減少血瘀形成，相對能防止腦部及身體過速老化，當「氣」、「血」好，皮膚也受惠，肌膚及黏膜脆弱敏感者可多吃改善。

健康須知

將沙丁魚做成魚丸，能吃到整個部位，這樣可攝取更多營養。食慾及體力低下時，將魚煮湯吃，方便食用之外，重點在於容易消化。

生活小撇步

容易腐爛關係，生吃得趁新鮮及早食用。因豐富鈣質，是不可多得的好食材，故做成小魚乾吃，挺方便補充營養。

可以搭配的食材

洋蔥、蔥、韭菜：與活血化瘀的食材做料理，可增進改善血瘀效果。

梅干：沙丁魚跟消除疲勞及改善血液流動的食材搭配，能讓功效更明顯。

鰹魚

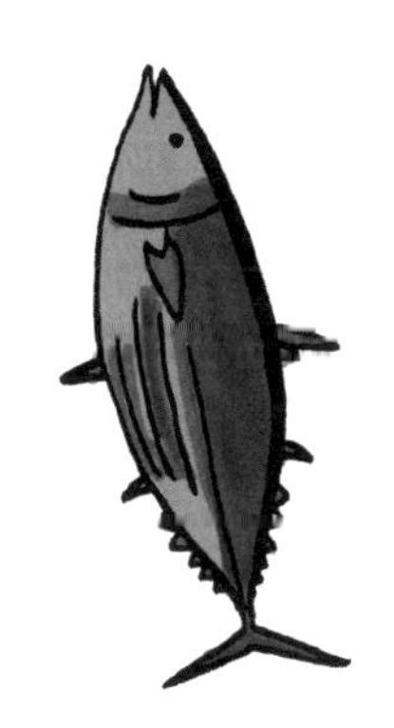

屬　　性	平性、甘味、夏～秋
功　　效	滋養、放鬆、健脾、補氣、補血、補腎、活化細胞
適合類型	氣虛型、血虛型、血瘀型
對身體好	脾、腎
改善症狀	貧血、疲勞、失智症、胃腸機能低下、老化、精力衰退、肌膚粗糙、防動脈硬化、防高血壓

營養與功效

鰹魚屬低脂高蛋白，富含鐵及維生素 B1，能幫助改善貧血或消除疲勞恢復體力，而大量 DHA 及 EPA，不僅改善血液循環、維持腦部機能運作，還可防患動脈硬化及高血壓，是維持健康的得力小幫手。另外鰹魚能健脾，有利「氣」、「血」生成，活化腸胃機能，胃腸虛弱的人多吃可調養元氣，它對腎也有改善功效，能補腎有效抗老化，改善精力衰退。

鰹魚乾（柴魚）的鮮味成分中含有肌苷酸，具有活化體內細胞機能，促進新陳代謝，消除疲勞恢復體力，連帶也有美肌功效。

健康須知

鰹魚是洄游魚類，其中以 9 到 10 月準備產卵而折返洄游的「回鰹」的營養更為豐富，因此是秋季會特別想吃的食材。除此，鰹魚做成的柴魚可以熬煮日式高湯，加進味噌湯及熱炒料理，風味更棒。

生活小撇步

鰹魚做成生魚片會不好消化，胃腸較虛弱時，還是熟食較理想。

可以搭配的食材

蔥：搭配具有理氣或增強脾功能的食材，能提高改善胃腸機能的效果，促進消化。

大蒜：與增強精力的食材相輔相成，有效恢復精力及體力。

鯖魚

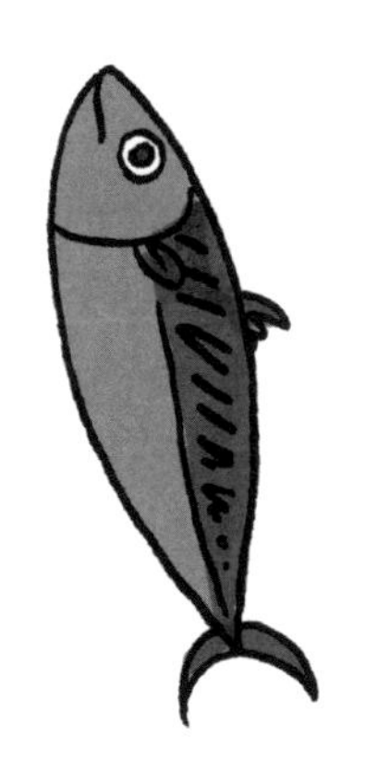

屬　　性：	**溫性、甘鹹味、秋～冬**
功　　效：	**滋養、放鬆、軟化、瀉下、健脾、補氣、補血、理氣、溫補**
適合類型：	**氣滯型、氣虛型、血瘀型、陽虛型**
對身體好：	**脾、腎**
改善症狀：	**老化、血液循環不良、高膽固醇、疲勞、胃腸機能低下、焦躁不安、防失智症、防骨質疏鬆症**

營養與功效

鯖魚富含 EPA 和 DHA，能降低膽固醇、改善血液循環，防止身體及腦部老化。魚本身是優質蛋白質來源，外加豐富的維生素 B1、B2、D、E等，有效幫助消除疲勞恢復體力，預防骨質疏鬆。吃鯖魚也能強健脾功能，利於「氣」、「血」生成，調理「氣」循環平衡，胃腸機能也能因此獲得改善，舒解焦躁情緒。肚子常脹氣、胃腸較弱又或情緒多躁動不安的人，鯖魚是消除不適的好選擇。

健康須知

鯖魚皮有豐富維生素 B2，連皮一起吃更好。

生活小撇步

生吃是可促進消化，但因為海鮮容易腐敗，還是趁新鮮及早品嘗較佳。用燉煮方式料理鯖魚，因溫補作用關係，胃腸機能改善效果會更好。

可以搭配的食材

薑：搭配健脾食材，可提高胃腸的營養吸收機能，要緊的是，薑還能去除魚腥味。

洋蔥：讓血液流通順暢的食材與鯖魚一同搭配，促進血液循環效果會更顯著喔。

推薦5 秋刀魚

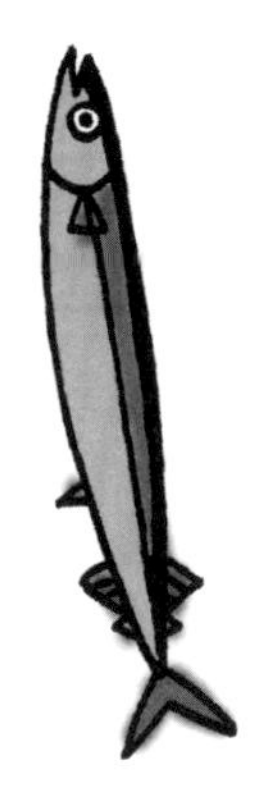

屬　　性：	平性、甘味、秋
功　　效：	滋養、放鬆、健脾、 補血、理氣、滋陰、活血化瘀
適合類型：	血虛型、血瘀型
對身體好：	脾、肺
改善症狀：	高膽固醇、高血壓、貧血、經痛、胃腸機能低下、焦躁不安、肌膚粗糙、防失智症、防動脈硬化、防骨質疏鬆症、防傳染疾病

營養與功效

豐富的 EPA 及 DHA，讓秋刀魚有預防腦部老化、降低膽固醇、調節血壓及預防動脈硬化等功效。在青背魚類裡，秋刀魚鐵質豐富，缺鐵性貧血或有嚴重經痛者可多吃改善，其維生素 D 多更有助於預防骨質疏鬆。

和鯖魚一樣可健脾，讓「氣」、「血」生成變佳，促進「氣」循環，改善腸胃機能與消除不安。另外它還能增強肺功能，改善身體及腸道缺水問題。皮膚及黏膜、呼吸系統較弱、容易感染疾病、有過敏性疾病困擾者都可以積極食用調理。秋刀魚同時更有活血化瘀功效，絕對是有益健康的優質食材。

健康須知

在日本，烤秋刀魚是比較受歡迎的吃法，但是燒烤會讓膠原蛋白等，這些好的營養隨著油脂一起流失。建議用燉煮或炊飯方式料理，方可攝取到更完整的營養。

生活小撇步

秋刀魚的內臟部分（魚腸）有苦味，口味喜好雖因人而異，但其中富含維生素及鐵質，捨棄甚是可惜。要注意魚在生鮮狀態下會有寄生蟲，所以請務必加熱煮熟後再食用。

可以搭配的食材

蔥、白蘿蔔：佐以幫助消化機能的食材，可順勢消化秋刀魚的油脂，提高營養吸收率。

韭菜、洋蔥：搭配活血化瘀的食材，提升血瘀的改善效果。

推薦 6 鮭魚

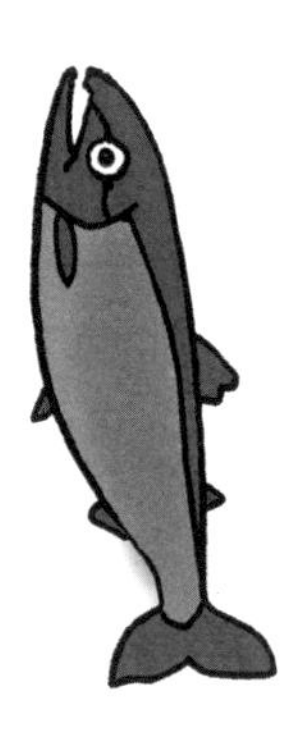

屬　　性：	**溫性、甘鹹味、秋**
功　　效：	**滋養、放鬆、軟化、瀉下、抗氧化、健脾、補氣、補血、活血化瘀、溫補**
適合類型：	**氣虛型、血虛型、血瘀型、脾虛型**
對身體好：	**脾**
改善症狀：	**老化、胃腸機能低下、食慾不振、疲勞、噁心想吐、預防骨質疏鬆症**

營養與功效

鮭魚紅色魚肉具有一種蝦紅素的抗氧化成分，有助於抗衰老。可健脾，改善食慾不振。豐富的維生素 B1、B2 對消除疲勞，恢復體力效果佳。大量維生素 D 有效預防骨質疏鬆，同時能補「氣」、「血」，改善血瘀。

健康須知

溫性食材有助強化胃腸機能，建議胃腸虛弱引起的寒性體質可以多吃。

生活小撇步

魚肉雖是橙色，鮭魚其實是白身魚唷！不過也因有寄生蟲關係，一般家庭料理的話，建議熟食加熱比較安全。

可以搭配的食材

蔥、韭菜：想強力補給「氣」、「血」，消除血瘀，可加入蔥或韭菜，可讓身體升溫，活血化瘀效果更加倍。

牛奶：同時補充乳製品，可提高鈣質吸收，有效預防骨質疏鬆。

美味 RECIPE

鮭魚鏘鏘燒

對腸胃友善的鮭魚，加上可健脾的蔥、高麗菜、姬菇等食材，讓營養攝取更均衡！是腸胃過勞時，幫助修復養護的療癒系料理。

材料 / 3 ~ 4 人份

· 鮭魚切片 ... 4 片
· 高麗菜 ... 200g
· 蔥 ... 1 根
· 舞菇 ... 100g
· 味噌 ... 2 大匙
· 水 ... 2 大匙

作法

① 高麗菜、蔥、舞菇切成適合入口的大小
② 碗中加入味噌及水，攪拌融合後備用
③ 將鮭魚片放在鋁箔紙上，放上步驟①的食材，並塗上步驟②的味噌調料
④ 放置於電烤盤或是平底鍋加熱約 20 分鐘左右即完成

鱈魚

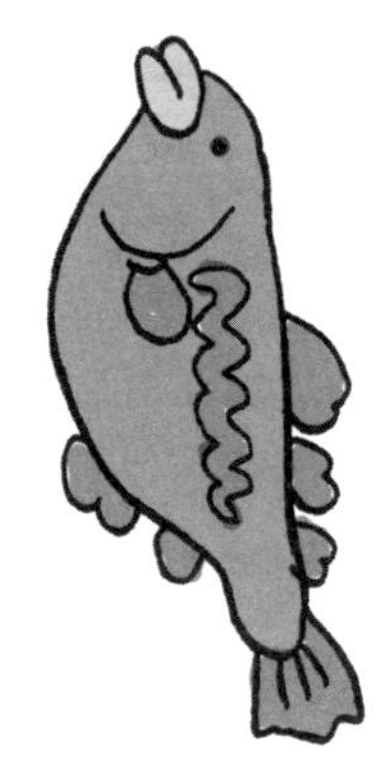

屬　　性	**平性、鹹味、冬**
功　　效	**軟化、瀉下、補氣、補血、活血化瘀、養肝、補腎、解毒**
適合類型	**血瘀型、血虛型、氣虛型、腎虛型**
對身體好	**脾、肝、腎**
改善症狀	**肝功能不佳、宿醉、疲勞、身體沉重、血液循環不良、貧血、焦躁不安、筋骨脆弱、老化、預防骨質疏鬆**

營養與功效

鱈魚因有大量可以改善肝功能的牛磺酸，很適合在喝酒後覺得疲累，或身體有沉甸感時吃。它是低熱量高蛋白的白身魚，在意熱量的人無須擔心負擔大。外加維生素 B1、B2 促進血液循環，調理貧血，豐富的鈣質及維生素 D，有效緩解焦躁不安及維持骨骼健康，預防骨質疏鬆。

可補「氣」、「血」的鱈魚，不僅改善血瘀，同時強化肝腎功能，提升新陳代謝及解毒作用，對防止老化也有某程度效能。

健康須知

維生素 D 需要用油烹調，方好提高吸收率，如果要緊骨骼健康（想預防骨質疏鬆），請多利用需放油的料理手法（如燒烤、油炸等）。

生活小撇步

因容易腐敗發臭，要趁新鮮煮食。鱈魚也有寄生蟲問題，加熱做成熟食是再好不過。我們常吃的白子是鱈魚的精巢，明太子是鹽漬過的鱈魚卵巢，兩個都是高營養價值，但明太子含鹽量高，要注意食用量。

可以搭配的食材

蔥、白菜：與富含維生素C的食材一起煮火鍋，可以增強美肌效果。

牛奶：吃鱈魚時，如果兼著搭配乳製品，可以增加鈣質吸收率，有效預防骨質疏鬆症。

鯛魚

屬　　性：	**平性、甘鹹味、冬～春**
功　　效：	**滋養、放鬆、軟化、瀉下、補腎、補氣、補血、滋陰**
適合類型：	**脾虛型、腎虛型、陰虛型**
對身體好：	**脾、腎**
改善症狀：	**肝功能不佳、貧血、血液循環不良、疲勞、食慾不振、肌膚粗糙乾燥、頭痛、偏寒體質、老化**

營養與功效

因為非常好消化，高蛋白又低熱量，是男女老幼都很適合攝取營養的好食材。況且鯛魚營養成分豐富，諸如改善肝功能及貧血的牛磺酸、可製造身體所需能量，改善血液循環的菸鹼酸等等，幫助消除疲勞及刺激食慾，有效改善頭痛及偏寒體質，還能美肌。

不僅如此，吃鯛魚可強健腎功能，補充「氣」、「血」、「水」，讓身體充滿能量且循環順暢，也能維持滋潤狀態，有效抗老化。推薦給長時間感覺疲憊或有貧血、肌膚乾燥問題的人養生調理。

健康須知

好消化吸收關係，是腸胃較虛弱時可以吃的海鮮。像是想改善腸胃機能，來一碗鯛魚茶泡飯，即可促進消化。

生活小撇步

魚類生食多少有寄生蟲問題，一般家庭料理的話，建議加熱煮熟為佳。尤其消化系統較弱人要格外注意。

可以搭配的食材

昆布、海帶芽：與豐富礦物質的食材搭配，消除疲勞或恢復體力的效果更明顯。

米飯、馬鈴薯：搭配強健脾功能的食材，可提高胃腸機能的改善效果，是胃腸虛弱時的友善食材。

推薦 9 鰻魚

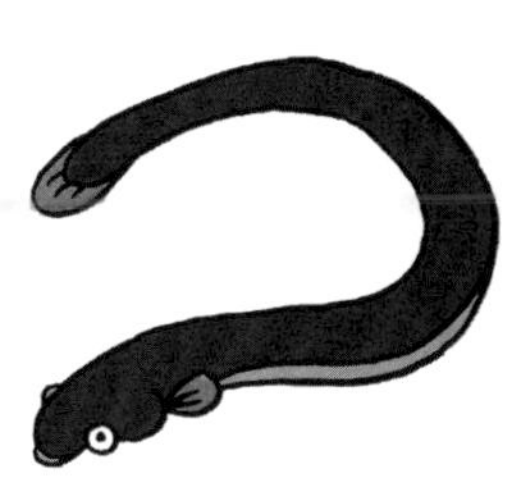

屬　　性：平性、甘味、秋～冬
功　　效：滋養、放鬆 、養肝、補腎、補氣、補血
適合類型：氣虛型、血瘀型
對身體好：脾、腎、肝
改善症狀：視力減退、眼睛疲勞、血液循環不良、疲勞、身體麻木、沉重感、老化、失智症、胃腸機能低下、預防動脈硬化

營養與功效

富含維生素 A、B2、D、E，幫助改善眼部機能及血液循環、恢復體力、緩解身體麻木及沉重症狀。鰻魚更有豐富的 DHA 及 EPA，嚴防身體及腦部老化，也能改善血液循環（防止動脈硬化），是抗衰老聖品。

鰻魚也能補「氣」、「血」，強健肝腎與胃腸機能，因可延緩機能老化，容易喊累或很在意變老的人，不妨用鰻魚來調養身體。

健康須知

日本人有個特殊食文化，會在夏季的「土用丑日」吃鰻魚，其實夏天的鰻魚營養較低些，反而是秋冬季節，鰻魚長出脂肪，營養素也更豐富，在秋冬時分吃鰻魚也是挺好的。

生活小撇步

多以蒲燒方式料理，不過鰻魚血液中含有魚毒素，不能生吃，但這種毒性只要加熱煮熟就會無毒化，便可安心食用。

可以搭配的食材

花椒： 輔助消化機能的食材，可以減少鰻魚油脂對胃腸的負擔，促進消化及幫助營養吸收。

雞蛋： 搭配有滋養作用的飲食，好提高消除疲勞、恢復體力功效。

蛤蜊

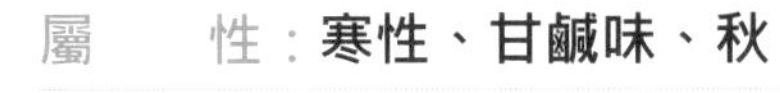

屬　　性：	**寒性、甘鹹味、秋**
功　　效：	**滋養、放鬆 、軟化、瀉下、安定心神、補血、清熱**
適合類型：	**肝氣鬱滯型、血虛型**
對身體好：	**脾、腎、肝**
改善症狀：	**疲勞、食慾不振、精神不穩、潮熱、焦躁不安、高血壓、貧血、肝功能低下、老化**

營養與功效

蛤蜊礦物質豐富，具有消除疲勞、恢復體力及改善食慾、安定心神等多種功效，還有清熱作用緩解身體潮熱，對改善焦躁不安及降低血壓有很大幫助。它的鐵質更能改善貧血，牛磺酸幫助調理肝機能，鈣質又多，很適合壓力纏身的人食用。蛤蜊是極佳的健康長壽食材，補「血」增進肝腎臟器功能運作之外，有益消除疲勞、恢復體力及抗衰老。

健康須知

清熱效果佳，但吃太多反讓身體降溫調節過於旺盛，所以體質偏寒者須注意，盡量不和屬性相同的寒性食材（如螃蟹等）一起吃。

生活小撇步

雙殼類動物容易腐敗，造成食物中毒。務必確實加熱才能飲食喔！

可以搭配的食材

姬菇、舞菇：搭配富含維生素 D 的食材，提高鈣質吸收率，防患骨質疏鬆症。

牛奶：牛奶的酪蛋白，可提高鐵質及鈣質吸收，和蛤蜊一起食用有利提升鈣質吸收率，預防骨質疏鬆。

豆腐、番茄：與清熱作用的食材搭配，可讓改善潮熱，消除疲勞恢復體力效果更明顯些。

蔥：與溫性食材互補，可以平衡身體溫度調節，適合寒性體質。

推薦 11 蜆

屬　　性	**寒性、甘鹹味、冬**
功　　效	**滋養、放鬆、軟化、瀉下、清熱、解毒、養肝、理氣、補血**
適合類型	**血虛型、肝氣鬱滯型**
對身體好	**肝**
改善症狀	**貧血、肝功能低下、宿醉、疲勞、眼睛疲勞、潮熱、身體沉重、水腫、過度亢奮**

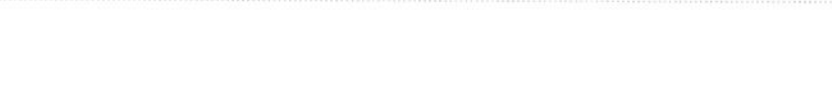

營養與功效

蜆的鐵質非常豐富，能改善貧血；鳥胺酸有助肝功能回復，所以有肝功能低下、宿醉、慢性疲勞、眼睛疲勞等問題的人，可吃蜆調養。尤其蜆清熱及解毒作用佳，可用來緩解潮熱及水腫、身體沉重等症狀。因此當覺得身體沉重無比，心情焦躁難耐時，可以多吃些蜆。

強健肝功能之餘，蜆更可幫助「氣」循環，同時補充貯藏在肝臟的「血」，改善「血」不足的狀態。

健康須知

因為有豐富鐵質，能強肝能解毒，容易貧血或血液循環不佳而水腫的人適合多吃，但它是寒性食物，吃太多反讓身體偏涼。

生活小撇步

蜆大多棲息在淡水及汽水域（鹽分濃度較低的半鹽水域）。吐沙時放的鹽巴太多，鹽分過高會讓肉質變差，只要比蛤蜊吐沙更低的鹽分濃度即可。也和蛤蜊一樣，雙枚貝容易腐壞，是造成食物中毒原因，請確實加熱煮熟後再吃。

可以搭配的食材

蔥：搭配溫性食材，適合偏寒體質，平衡身體溫度調節。

豆腐：想提高改善潮熱效果，可試試與同有清熱作用的食材煮食。

推薦 12 扇貝

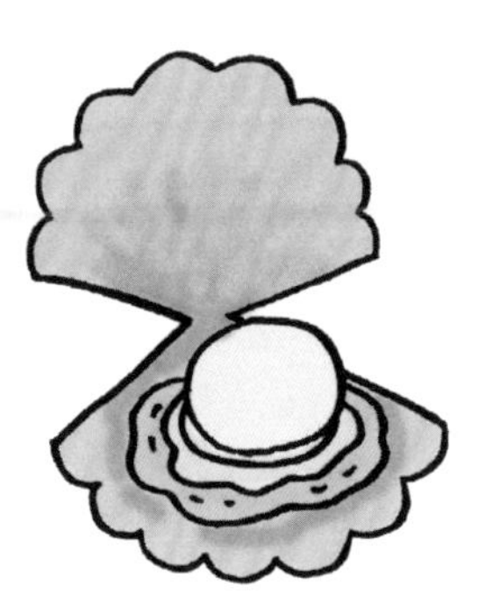

屬　　性：平性、甘鹹味、冬

功　　效：滋養、放鬆、軟化、瀉下、健脾、補氣、養肝、補腎、理氣、補血、活血化瘀

適合類型：肝氣鬱滯型

對身體好：脾、肝、腎

改善症狀：肝功能低下、疲勞、焦躁不安、血液循環不佳、眼睛疲勞、食慾不振、胃腸機能低下、精力衰退、味覺異常、老化、預防動脈硬化

營養與功效

擁有大量幫助肝功能回復、消除疲勞恢復體力的牛磺酸，既可緩解不安情緒，促進血液循環、預防動脈硬化、消除眼睛疲勞，刺激食慾恢復胃腸機能，更含有豐富的鋅及葉酸，改善味覺及性功能，扇貝可說是營養價值極高。

再者，它還能增強脾臟象功能，補「氣」、「血」，優化肝腎臟器的運作，調節「氣」、「血」循環，無論想維持年輕活力或想幫助成長，是不可或缺食材。虛弱體質的人是可以多吃扇貝調理。

健康須知

牛磺酸及葉酸都易溶於水，所以很適合拿來煮火鍋或湯品。

生活小撇步

扇貝的中腸線（黑色部分）有毒素，就算煮熟也是不能吃的。若想生吃貝柱，要選擇新鮮度較高的食用。

可以搭配的食材

姬菇：與增強腎功能的食材一起食用，可提高抗老化效果。

洋蔥：搭配促進「氣」「血」循環的食材，讓改善貧血及消除疲勞的效果加倍。

美味 RECIPE

舒解焦躁不安　香煎扇貝

扇貝可均衡補充「氣」、「血」、「水」，促進「氣」循環，很適合疲勞且焦躁不安，不知不覺間暴食時，用來補充身體所需並緩解不適，是低熱量卻有飽足感的美味料理。

材料 / 3 ~ 4 人份

· 扇貝 ... 約 10 個
· 大蒜 ... 1 片（管裝蒜泥也可）
· 橄欖油 ... 適量
· 鹽、胡椒 ... 適量

【A】調味醬汁

· 胡椒 ..... 依照個人喜好添加
· 酒 ... 2 大匙
· 味醂 ... 2 茶匙
· 薄口醬油 ... 1 茶匙
· 水 ... 2 大匙

作法

① 大蒜切一切、壓碎使用
② 平底鍋加入橄欖油，放進壓碎的蒜爆香，香味出現之前以小火拌炒
③ 放入扇貝，兩面煎至金黃，輕輕灑上鹽及胡椒
④ 再將煎好的扇貝取出放置餐盤中，接著把【A】醬汁倒進平底鍋煮滾
⑤ 最後將醬汁淋在扇貝上，大功告成

推薦13 蝦子

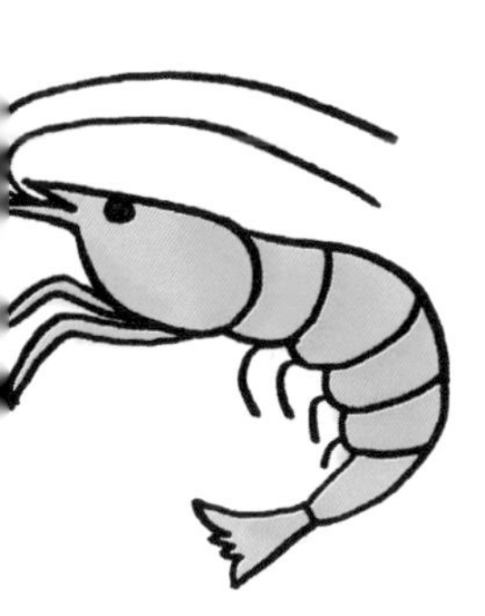

屬　　性：	**溫性、甘鹹味、秋～冬**
功　　效：	**滋養、放鬆 、軟化、瀉下、抗氧化、補腎、養肝、健脾**
適合類型：	**脾虛型、腎虛型、肝氣鬱滯型**
對身體好：	**脾、肝、腎**
改善症狀：	**老化、胃腸機能低下、焦躁不安、肝功能低下、食慾不振、疲勞、高膽固醇、防關節痛、防動脈硬化**

營養與功效

甲殼類多有豐富蝦紅素，它的抗氧化功能有助延緩體內老化速度。蝦子對肝腎功能也有不錯效果，先強肝後顧腎，有效抗衰老。同理，亦可健脾，脾好，腸胃機能跟著好，沒有食慾或偏食者建議多吃。

蝦子性溫，可以補陽氣暖和身體，有效緩解焦躁不安。而蝦殼含有一種稱為幾丁質的獨特成分，也具備豐富的鈣質及牛磺酸，能防患關節痛與修復肝功能，消除疲勞恢復體力，情緒自然不跟著焦躁，更能降低膽固醇，預防動脈硬化。

健康須知

汆燙容易讓蝦子鮮甜及營養流失，以煮火鍋或湯類料理食用為佳。

生活小撇步

曾發生過蝦子引起食物中毒案例，料理時務必仔細去除蝦背上的黑色腸管。尤其是生吃，一旦蝦不新鮮會發臭，讓風味變差。

可以搭配的食材

牡蠣、魷魚：和可消除疲勞及抗衰老效果佳的食材搭配，效用更顯著。

香菇、鮣仔魚：蝦子帶殼吃，再加上富含維生素 D 的食材，鈣質營養吸收更完整。

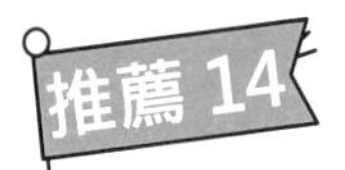

螃蟹

屬　　性	**寒性、鹹味、冬**
功　　效	**軟化、瀉下、清熱、抗氧化、活血化瘀、免疫活化**
適合類型	**血瘀型、陰虛型、實熱型**
對身體好	**肝、腎**
改善症狀	**疲勞、潮熱、肝功能低下、血液循環不良、高膽固醇、老化、肌膚粗糙、頭痛、免疫力低下、防關節痛、防感冒、防癌症**

營養與功效

有優質蛋白質及豐富牛磺酸的螃蟹，不只能緩解慢性疲勞，也可藉清熱化解盤據在體內造成潮熱的火氣，而牛磺酸可改善肝功能，與維生素 B1 及 B2 結合，又對促進血液循環、降低膽固醇有幫助，所以很適合因血瘀感到身體潮熱的人，拿來調理養生用。

螃蟹同樣富含蝦紅素，其抗氧化作用利於防範體內老化；菸鹼酸則可製造能量，幫助血液循環流暢，有效改善頭痛，還額外增添美肌效果。蟹殼的幾丁質，因能激活免疫活化作用與預防關節痛，若想再預防感冒或癌症，絕對少不了蟹殼的營養價值。

健康須知

因為是寒性強的海鮮，體質帶寒或偏寒的人建議不要生食，加熱熟食再好不過。另外因為蟹殼的幾丁質，適合帶殼熬高湯做成湯品。

生活小撇步

老饕愛吃的蟹膏並不是螃蟹的腦，而是一種叫做中腸線的部位，有肝胰臟功能的臟器。毛蟹的蟹膏比較多，推薦想嘗試蟹膏的人可以試試毛蟹。但因為高普林，痛風者請謹慎食用。

可以搭配的食材

紅蘿蔔、青花菜：搭配富含β-胡蘿蔔素的食材，能加倍提高免疫力。

蝦子：和同樣有幾丁質的蝦子，連同蟹殼一起煮，幾丁質帶來的營養會更完整。也因為是和溫性食材互搭，體寒的人也能安心享用。

推薦15 章魚

屬　　性：溫性、甘鹹味、夏

功　　效：滋養、放鬆 、軟化、瀉下、補氣、補血、滋陰、養肝、補腎、健脾

適合類型：氣虛型、血虛型、陰虛型、腎虛型

對身體好：脾、肝、心、肺、腎

改善症狀：疲勞、高膽固醇、血液循環不良、精力衰退、味覺異常、預防動脈硬化

營養與功效

章魚營養價值非常高，富含幫助消除疲勞、恢復體力的維生素 B2，可預防動脈硬化及降低膽固醇的牛磺酸，外加改善血液循環的維生素 E，以及調理味覺與性功能的鋅等各種營養素。能充分補充「氣」、「血」、「水」，堪稱是增強五臟臟器所有機能的最佳食材之一，很適合虛弱體質者用來調理身體。

健康須知

因為牛磺酸易溶於水，水煮的話容易流失養分。從養生角度來看，比較建議生食或做成章魚飯、炸章魚等料理來吃。

生活小撇步

有過敏的人吃了可能會引起皮疹，請盡量避免食用。

可以搭配的食材

醋、海帶芽：與幫助「氣」、「血」循環的食材相搭，除了強化循環作用，也能提高消除疲勞恢復體力的功效。

美味 RECIPE

消水腫秘器！　醋拌章魚海帶芽

可以補充「氣」「血」，消除疲勞恢復體力的章魚，搭配可以改善體內水分代謝的海帶芽及小黃瓜，消除水腫恢復清爽！

材料 / 3 ~ 4 人份

· 章魚 ... 100g
· 海帶芽 ... 60g
· 小黃瓜 .. .1/2 條
· 鹽 ... 少許

【A】調味醬汁

· 醋 ... 2 大匙
· 砂糖 ... 1 大匙
· 醬油 ... 1 茶匙

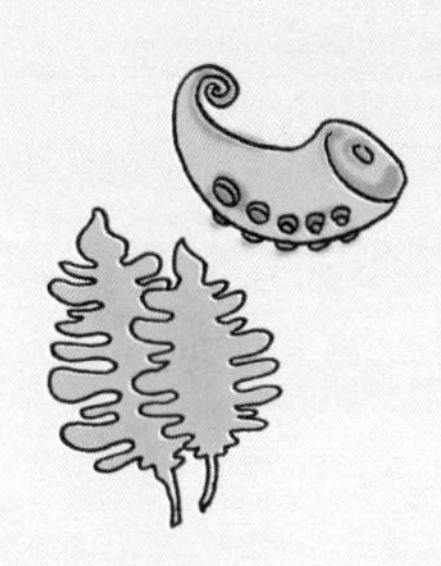

作法

① 小黃瓜切成薄圓片，撒鹽拌一下後靜置 5 分鐘
② 海帶芽切成一口大小，章魚切薄片備用
③ 在碗中加入【A】調味醬汁，將備好的小黃瓜、章魚等全部加入混合均勻即完成

推薦 16 魷魚

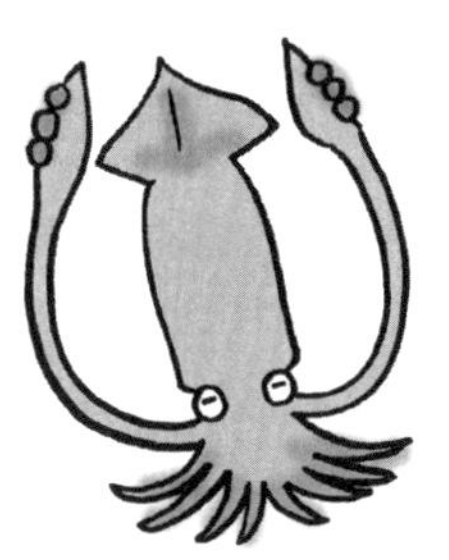

屬　　性：	**溫性、鹹味、秋～冬**
功　　效：	**軟化、瀉下、補氣、補血、滋陰、養肝、補腎**
適合類型：	**血虛型**
對身體好：	**肝、腎**
改善症狀：	**疲勞、貧血、高膽固醇、血液循環不佳、老化、預防動脈硬化**

營養與功效

魷魚營養價值很高，不只能消除疲勞恢復體力及調理貧血，還有牛磺酸助陣，降膽固醇預防動脈硬化，以及維生素 E，有助改善血液循環。補充「氣」、「血」、「水」之餘，進而強化了肝功能，讓「血」的儲存與代謝也更加平衡，有效改善血虛。另外，腎功能也受到照拂，抗衰老及消除疲勞不在話下。也因為魷魚高蛋白低熱量，進行節食瘦身時，亦可放心吃。

健康須知

加熱會讓牛磺酸的營養價值減弱，因此想要預防動脈硬化、降膽固醇，會以生吃為佳，就算加熱，也不要太久。另外牛磺酸易溶於水，不利於水煮處理，和章魚一樣，生吃或做成魷魚飯、炸魷魚等也行。

生活小撇步

通常魷魚會去除內臟後再食用，螢火魷則可以連內臟一起吃，是富含維生素 A、E ，營養價值高的優質食材。

可以搭配的食材

章魚：搭配富含牛磺酸的食材，可增強消除疲勞及預防動脈硬化效果。

蔥、西洋芹：搭配有香氣的蔬菜，提高「氣」循環，有效鎮定亢奮，緩解焦躁不安。

海帶芽

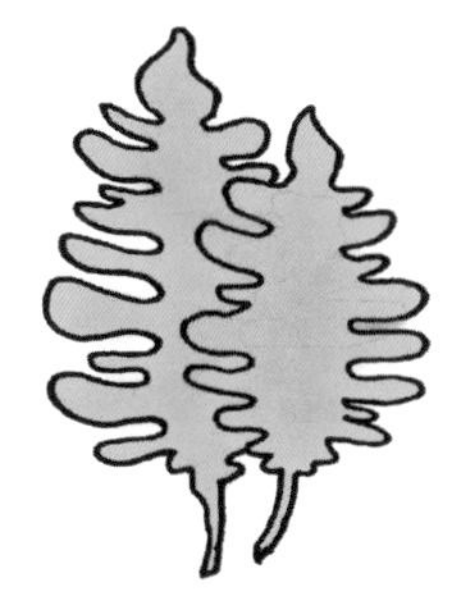

屬　　性	**寒性、鹹味、春**
功　　效	**軟化、瀉下、活血化瘀、理氣、清熱**
適合類型	**氣滯型、血瘀型、腎虛型**
對身體好	**脾、肝、腎**
改善症狀	**免疫力低下、便秘、焦躁不安、高膽固醇、潮熱、預防癌症、防高血壓、防骨質疏鬆症**

營養與功效

海藻類食材整體營養價值都很高，海帶芽就是其中之一。黏液成分中的褐藻醣膠，可提高免疫力，預防癌症 。其豐富的水溶性膳食纖維（半纖維素、海藻酸鉀）幫助改善排便，海藻酸鉀利於降低膽固醇。更別提能預防高血壓的鉀、骨質疏鬆必補充的鈣。海藻還有清熱機制，用於消除身體潮熱火氣，並增強「氣」、「血」循環，消除疲勞，改善氣滯與血瘀等症狀。

健康須知

因為提升免疫力及消除疲勞恢復體力的效果佳，不妨一天一次持續攝取補充。但海藻屬寒性性，吃太多反讓身體帶涼，故用熱炒或燉煮方式烹調較佳。

生活小撇步

加熱時間過久，小心營養流失，所以煮海帶芽的加熱時間宜短，營養好全吸收。

可以搭配的食材

章魚：溫性食材可以抑制身體降溫調節過於旺盛，適合體寒者一起搭配食用。

豆腐：能消除胃火及清熱作用的食材與海帶芽相輔相成，可有效改善潮熱。

美味 RECIPE

消腫提神　海帶芽湯

海帶芽具有補血作用及可以清除體內多餘水分（痰濕）的功效。加入蔥、豆芽菜，讓效果加倍，身體元氣滿滿。

材料 / 3 ~ 4 人份

- 乾燥海帶芽 ... 4g
- 大蔥 ... 1/2 根
- 白芝麻 ... 依照喜好
- 豆芽菜 ... 依照喜好
- 水 ... 600ml
- 中式高湯湯底粉 ... 4 茶匙（請依不同製品調整用量）
- 芝麻油 ... 適量

作法

① 大蔥切成小塊
② 鍋中加水煮沸後，加入步驟①切好的蔥及乾燥海帶芽，用中火繼續煮
③ 煮滾後加入豆芽菜，短暫加熱並撒上芝麻
④ 加點芝麻油提味即完成

推薦18 羊棲菜

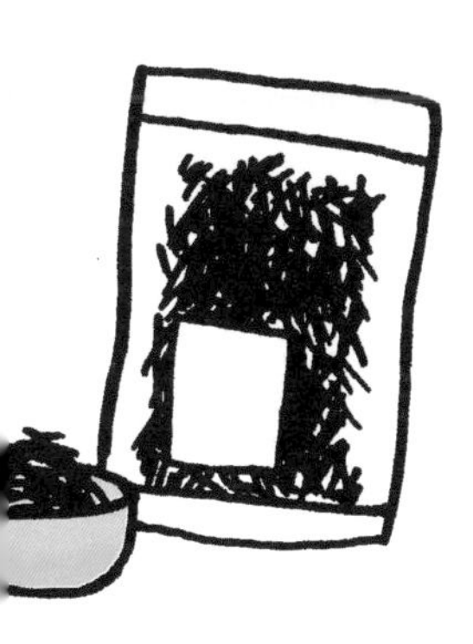

屬　　性	寒性、鹹味、一年四季
功　　效	軟化、瀉下、補氣、補血、活血化瘀、滋陰、理氣、利水、利尿
適合類型	血虛型、陰虛型、肝氣鬱滞型、血瘀型、水滞（痰濕）型
對身體好	肝、腎
改善症狀	免疫力低下、便秘、貧血、焦躁不安、水腫、肌膚粗糙、預防癌症、防骨質疏鬆症、防高血壓

營養與功效

羊棲菜堪稱是海藻類中的頂級營養素寶藏，它的鈣質和鐵質含量數一數二，也有可提高免疫力、預防癌症、改善便秘的水溶性膳食纖維（褐藻醣膠），以及能用來防癌的 β- 胡蘿蔔素。整體來看，鎂與鐵可以預防貧血，鈣可防骨質疏鬆症，緩解焦躁不安，鉀則有助防止高血壓、消水腫和美容肌膚等，這麼多的功效，每天吃一小碗對身體有好無壞。

另外羊棲菜補「血」、「水」，有助「氣」、「血」、「水」循環，不僅對貧血症狀有所改善，它的利水作用有助消除體內停滞難排水分，相對有效幫助消水腫。

健康須知

跟油相容，建議加油炒過或與油炸豆皮等油類食物搭配一起食用，可以提高羊棲菜的營養吸收率。

生活小撇步

羊棲菜主要分為羊棲菜芽及羊棲菜莖兩種。羊棲菜芽是葉子的部分，口感較柔軟，適合做沙拉或拌飯一起吃。羊棲菜莖是莖的部分，嚼勁十足，適合熱炒或燉煮方式料理。

可以搭配的食材

紅蘿蔔、馬鈴薯、米飯：搭配補「氣」食材，有助恢復元氣增強體力。

姬菇：跟著吃豐富維生素 D 的食材，有效提高鈣質吸收，預防骨質疏鬆症。

油炸豆皮：與油類相關食材互搭，可讓效果加乘，能增進羊棲菜的營養吸收率，改善骨質疏鬆症及緩解焦躁不安，預防高血壓，消水腫，美容肌膚效果佳。

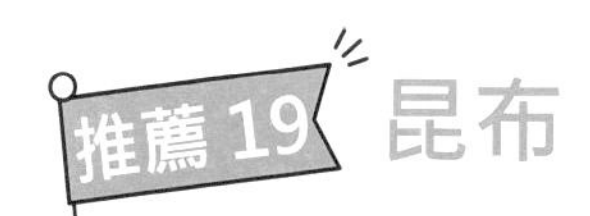

昆布

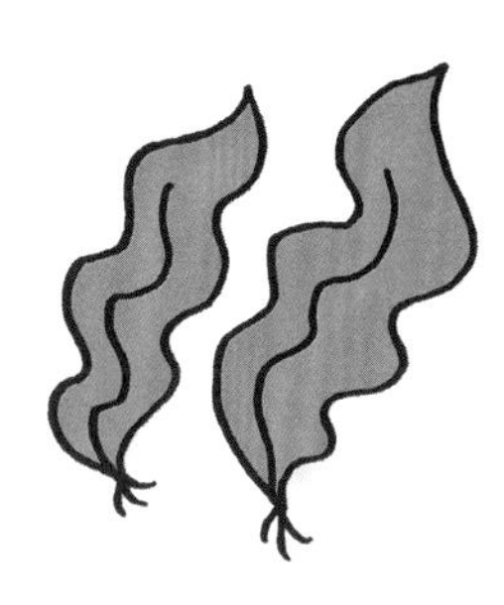

屬　　性：**寒性、鹹味、夏**

功　　效：**軟化、瀉下、養肝、補腎、清熱、滋陰**

適合類型：**陰虛型**

對身體好：**脾、肝、腎**

改善症狀：**水腫、免疫力低下、便秘、疲勞、甲狀腺機能低下、老化、潮熱、身體乾燥、防癌症、防高血壓**

營養與功效

昆布的鉀元素含量多，有效消除水腫及預防高血壓。另外，水溶性膳食纖維（海藻酸鉀、褐藻醣膠）是提升免疫力及預防癌症、改善排便的小幫手，昆布也有同樣能提升免疫力及預防癌症的 β- 胡蘿蔔素，豐富的維生素 B1、B2 有效消除疲勞恢復體力，碘則是產生甲狀腺激素的必要成分，因為甲狀腺激素作用在於促進新陳代謝及生長，所以是容易疲勞者或是發育較遲緩的兒童應積極食用的食材。

可增強肝腎機能，有效抗衰老。昆布性寒，自有可清除體內殘餘火氣的清熱作用，同時也有滋潤身體功效，適合陰虛引發潮熱症狀或是在意身體乾燥的人養生調理。

健康須知

昆布能強化肝腎功能，幫助恢復體力與預防老化，是可以每天吃的食材。但因為寒性，吃多會容易讓身體偏涼。

生活小撇步

碘元素一天的攝取量上限為 3mg，1g 的乾燥昆布約含有 2mg 的碘。攝取過多會導致甲狀腺激素減少，可能會對甲狀腺機能產生不良影響，要小心別吃太多。

可以搭配的食材

豬肉：加入有維生素 B 群的食材，可有效消除疲勞恢復體力。尤其豬肉含有肌苷酸的鮮味成分，結合昆布的鮮味成分麩胺酸，會使風味更加鮮美，相當推薦一起搭配。

馬鈴薯、地瓜：與有豐富膳食纖維的食材一起吃，讓排便更加順暢。

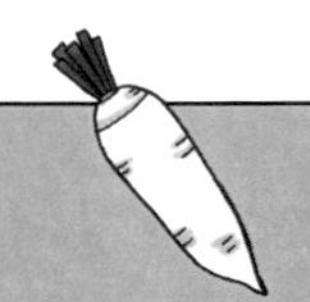

對身體好的肉食推薦

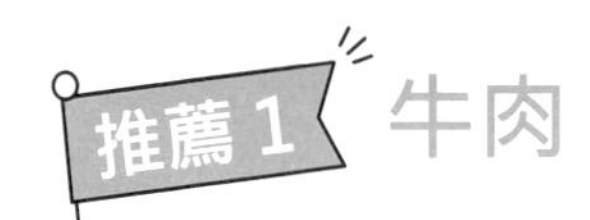

牛肉

屬　　性：**平性、甘味、一年四季**

功　　效：**滋養、放鬆、健脾、補氣、補血**

適合類型：**氣虛型、血虛型**

對身體好：**脾**

改善症狀：**疲勞、免疫力低下、貧血、精力衰退、味覺異常、胃腸機能低下、體力下降**

營養與功效

牛肉富含優質蛋白質及維生素 B1、B2，有恢復體力、消除疲勞及提高免疫力的效果，且牛肉鐵質含量高又好吸收，缺鐵性貧血是可以多吃牛肉改善，加上豐富的鋅，能提高精力及改善味覺異常。另外，牛肝也有很好的補血作用。

因為牛肉可強健脾功能，促進「氣」、「血」生成，恢復身體元氣。當胃腸機能低下或疲勞、大量消耗體力，不妨用牛肉調養身體。

健康須知

有助增進脾臟器功能，但因為消化不良而造成胃部疲勞、胃腸虛弱者，建議要細嚼慢嚥。推薦可以與含有蛋白質分解酵素的鳳梨或奇異果搭配食用。

生活小撇步

牛肉的熱量很高，但其實菲力（里肌肉）及大腿肉等瘦肉部位富含維生素，反而是熱量較低的部位。尤其是菲力，含有豐富蛋白質、鐵質、維生素等多種營養，非常推薦！

可以搭配的食材

芋頭、馬鈴薯：搭配補氣的食材，有助恢復胃腸健康，消除疲勞恢復體力效果佳。

牡蠣、大蒜：含有牛磺酸（海鮮類）及滋養強壯效果（大蒜等）的食材互相搭配，有效提高疲勞改善作用。

豬肉

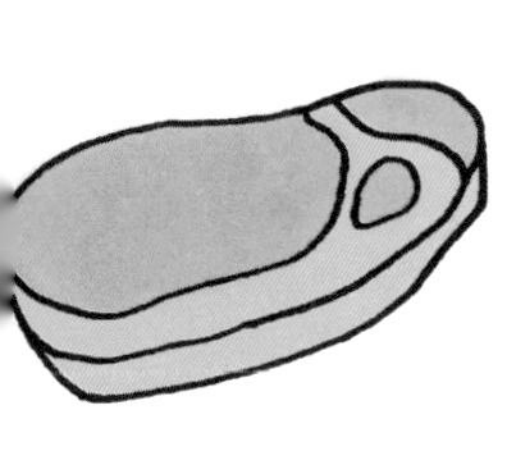

屬性：	**平性、甘鹹味、一年四季**
功效：	**滋養、放鬆、軟化、瀉下、補氣、補血、滋陰、健脾、補腎**
適合類型：	**氣虛型、血虛型、陰虛型**
對身體好：	**脾、腎**
改善症狀：	**疲勞、身體乾燥、便秘、肌膚乾燥、粗糙、老化、預防貧血**

營養與功效

一般總認為豬肉高熱量、高脂肪，其實除了三層肉（五花肉）的部位，都是低脂肪高蛋白的優質食材。富含維生素 B1 及 B2（維生素 B1 是牛肉的數倍以上）消除疲勞恢復體力效果佳，豐富鐵質也能有效預防貧血。

由於豬肉可健脾，促進「氣」、「血」生成，補「水」滋潤身體，也能增強腎功能，增進抗老化效果。而豬腳含有優質脂肪及膠原蛋白，美容肌膚效果佳，豬肝更有不錯的補血作用，像是肌膚乾燥粗糙或容易貧血，適合多吃一些。

健康須知

因為能補充「氣」、「血」、「水」，使身體滋潤且充滿元氣。當想要緩解疲勞，或改善肌膚粗糙及便祕時，豬肉是不錯的選項。

生活小撇步

豬肉沒煮熟的話，有可能會引起曲狀桿菌中毒，不能生吃，請務必要煮熟再食用。

可以搭配的食材

鳳梨：加入含有蛋白質分解酵素的食材一起醃漬，可以軟化肉質纖維，好消化。

紅蘿蔔、馬鈴薯：搭配補氣健脾的食材（根菜類等），能提升消除疲勞、恢復體力的效果。

雞肉

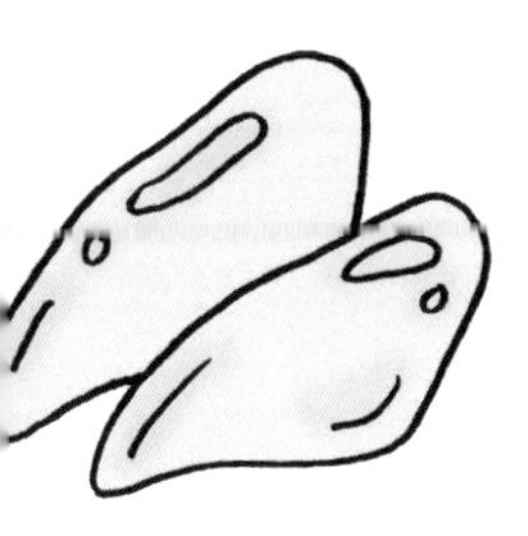

屬　　性：	**溫性、甘味、一年四季**
功　　效：	**滋養、放鬆、健脾、補血、補氣**
適合類型：	**氣虛型、血虛型、脾虛型**
對身體好：	**脾**
改善症狀：	**胃腸機能低下、食慾不振、易發寒體質、肌膚粗糙、疲勞、預防貧血**

營養與功效

雞肉是低脂肪高蛋白食材中的資優生，可改善胃腸機能，刺激食慾。還能暖和身體，預防貧血。雞皮則有美肌效果的膠原蛋白，雞肝也可為優秀的補血來源。增強脾功能， 促進「氣」「血」生成，補充身體元氣，更因為好消化，胃腸較弱的人可安心食用。

健康須知

雞肉當中，就屬雞柳（雞里肌）是最低脂高蛋白，適合胃腸較弱或體力衰退者用來調養身體，若做成粥，更加好消化吸收。

生活小撇步

和豬肉一樣，沒有煮熟的話，易有曲狀桿菌中毒風險，絕對不要輕易生吃雞肉。

可以搭配的食材

馬鈴薯：加入富含維生素 C 的食材，能增進膠原蛋白的吸收率。

高麗菜：放進好消化的食材一起煮，讓消化吸收的功效加乘。

美味 RECIPE

薑汁番茄燉雞肉

高蛋白低脂肪，如此高營養價值又是滋養強壯身體的好食材，加上同樣能溫暖身體的薑與番茄，燉煮成美味佳餚，很適合胃腸較虛弱的時候食用。

材料 / 3 ～ 4 人份

- 雞肉 ... 500g
- 薑　1片
- 番茄罐頭 ... 1 罐
- 蜂蜜 ... 1 大匙

作法

① 雞肉切成一口大小
② 薑片切絲
③ 平底鍋加一點油，輕炒薑絲
④ 將炒好的薑絲與切好的雞肉、番茄一起燉煮約 10 到 20 分鐘至熟軟程度
⑤ 最後加入蜂蜜提味

羊肉

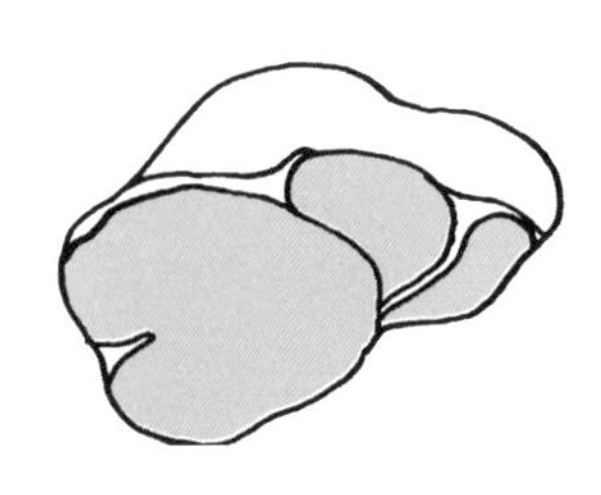

屬　　性：**熱性、甘味、一年四季**

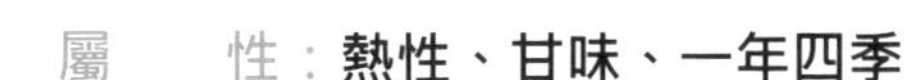

功　　效：**滋養、放鬆、補氣、補血、溫補、補腎**

適合類型：**腎虛型**

對身體好：**脾、腎**

改善症狀：**體質寒、胃腸機能低下、食慾不振、身體沉重、疲勞、貧血、腰痛**

營養與功效

羊肉因其溫補效果極佳，特別適合體質偏涼寒的人養生調理。具有暖胃效用，利於提高胃腸機能，促進「氣」、「血」生成，相對改善食慾不振，身體沉重及疲勞等症狀，身體虛時可吃點羊肉補充營養。況且羊肉富含優質蛋白質及維生素 B1、B2，幫助消除疲勞恢復體力，也含有豐富的鐵質，有效改善貧血。

除此，羊肉可強健腎功能，像是高齡者或身體虛弱腰痛、下肢沉重、受身體寒冷困擾的人，會建議用羊肉來改善調理。

健康須知

因為羊肉性熱，吃太多會感覺潮熱或心悸的時候，應避免再繼續食用。

生活小撇步

出生後未滿一年的羊肉稱為羔羊肉，超過就稱為成羊肉。但兩種肉的功效，基本上沒有太大差異。

可以搭配的食材

薑、大蒜：搭配可以溫暖身體的食材，可以提升羊肉的熱屬性，特別適合身體或內臟覺得寒冷時食用。

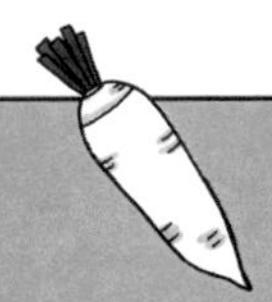

元氣滿滿的乳製品、雞蛋推薦

雞蛋

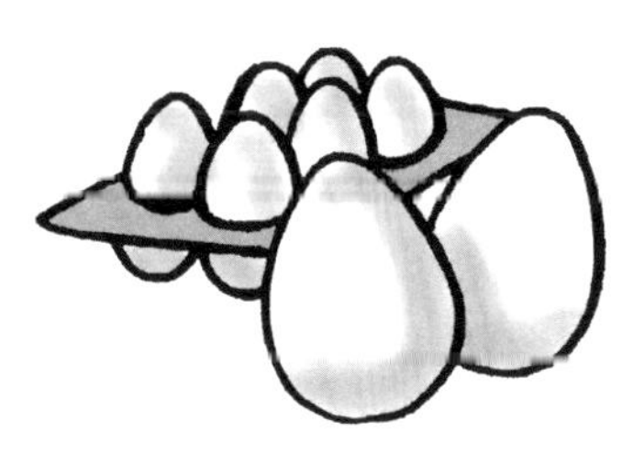

屬　　性	平性（蛋白為涼性）、甘味、一年四季
功　　效	滋養、放鬆、養心安神、抗氧化
適合類型	脾虛型、氣虛型、血虛型
對身體好	心、腎
改善症狀	疲勞、精神不穩、焦躁不安、肌膚乾燥、血液循環不良、免疫力低下、皮膚炎、肝功能低下、防貧血

營養與功效

雞蛋高營養價值，可說是營養完勝的食物。因為裡頭有蛋白質及鐵質、胺基酸、維生素 A、B2、E 等營養素，有助抗氧化作用及消除疲勞恢復體力。鐵能防貧血，也有鎮定心神的養心安神作用，亦可幫助改善肌膚乾燥；維生素 E 則是促進血液循環，提升免疫力等，功效範圍非常廣泛。就因為是對身體極好的營養來源，當感到精神疲勞或身體不適，來一顆蛋恢復元氣。

健康須知

因為比較不好消化，最理想是在蛋黃半熟、蛋白全熟固體狀態下食用。所以比起生吃雞蛋，半熟的水煮蛋是比較推薦、營養好吸收的吃法。

生活小撇步

常聽到雞蛋引起食物中毒，多半是沙門氏菌作祟，這可經由燉煮或熱炒等加熱處理來殺菌，尤其過了生食期限，務必得煮熟才能吃。

可以搭配的食材

青花菜：含有維生素 C 的食材一起吃的話，可以提高抗氧化作用與免疫力。

菠菜：搭配膳食纖維，讓排便更加順暢。

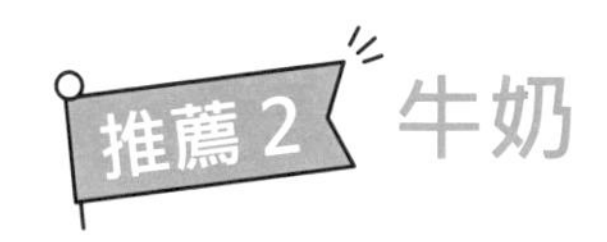

牛奶

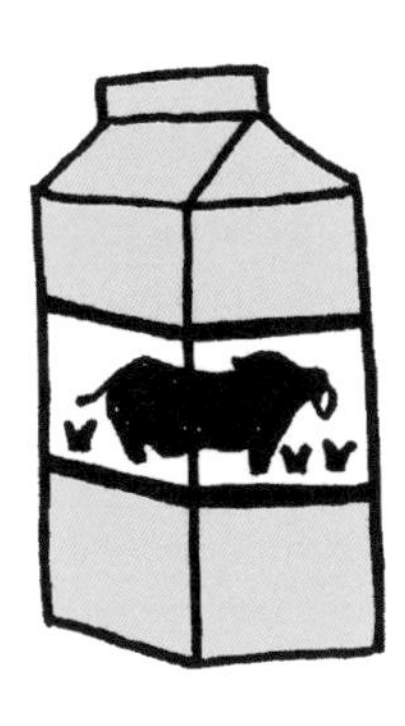

屬　　性	**平性、甘味、一年四季**
功　　效	**滋養、放鬆、清熱、滋陰**
適合類型	**陰虛型**
對身體好	**脾、心、肺**
改善症狀	**焦躁不安、眼睛疲勞、免疫力低下、皮膚炎、肝功能低下、潮熱、肌膚乾燥、失眠、預防骨質疏鬆**

營養與功效

由於牛奶的鈣質好吸收，對普遍缺鈣的日本人來說，是很適合的補充來源。鈣質除了可以保護骨頭及牙齒的健康，對心血管保健也是很重要的營養素，同時更具有緩解焦躁及預防骨質疏鬆症的功效。

牛奶的礦物質及多種維生素含量亦不可小覷，維生素 A 可改善眼部機能及提高免疫力，維生素 B2 有效舒緩皮膚的發炎症狀、並可改善肝功能。牛奶還有滋潤脾肺及身體效能與清熱作用，清除體內火氣，緩解潮熱症狀，適合缺「水」的陰虛型體質多喝保健。

健康須知

夜間覺得精神亢奮睡不著，喝一杯熱牛奶放鬆舒緩，幫助入睡。

生活小撇步

過度加熱會讓營養減弱，建議加溫到 60 到 70 度左右尚未沸騰的溫度即可。要注意的是可可塊（巧克力等）及兒茶素（紅茶等）與牛奶的蛋白質（酪蛋白）結合，會抑制鈣質吸收。

可以搭配的食材

黃豆粉、姬菇、紅蘿蔔：將牛奶和含有鎂元素及維生素 C、D 的食材（綠黃色蔬菜等）一起煮成濃湯，可提高牛奶的鈣質吸收率。

起司

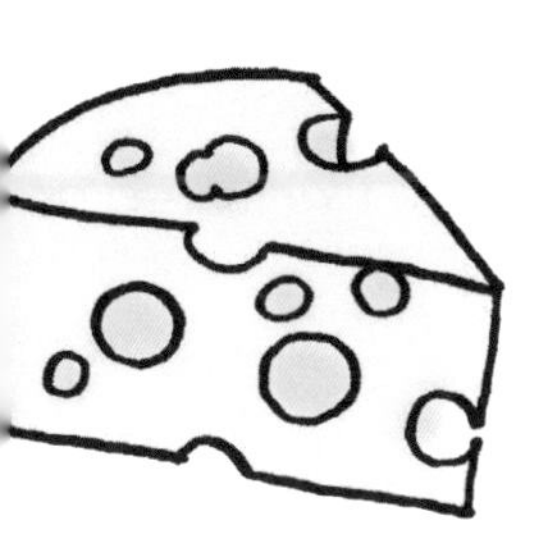

屬　　性：	**寒性、甘酸味、一年四季**
功　　效：	**滋養、放鬆、收斂、固澀 、清熱、滋陰、養肝**
適合類型：	**陰虛型**
對身體好：	**脾、肝、肺**
改善症狀：	**潮熱、身體或肌膚乾燥、焦躁不安、疲勞、喉嚨乾渴、便祕（乾燥型）、乾咳、預防骨質疏鬆**

營養與功效

起司是將牛奶以乳酸菌和酵素發酵製成，屬發酵食品，它的蛋白質吸收率高，營養價值也跟著增加。和牛奶一樣有清除體內火氣，緩解潮熱的清熱作用，以及滋潤身體的滋陰作用，其豐富的鈣質與維生素 B2，又是消除不安、恢復體力、預防骨質疏鬆的營養來源。起司滋補強壯效果佳，體弱者可多吃調養身體，也因為能強肝，有助舒解焦躁。

健康須知

補水的滋陰作用強，有潮熱及肌膚乾燥、喉嚨乾渴、乾燥性便秘、乾咳等，因為乾燥引起不適症狀而困擾的人，可以積極食用改善。

生活小撇步

屬寒性食材，吃太多容易造成腹瀉或影響身體帶涼，須注意別吃過頭。

可以搭配的食材

蔥：可分解脂肪的大蒜素食材，與起司一起混搭，能減少對起司脂肪的吸收，在意熱量的人可以嘗試這樣的搭配。

番茄：搭配清熱作用的食材，可有效改善潮熱盜汗的症狀。

蜂蜜：一同攝取同樣有滋潤補給效果的滋陰食材，乾咳及肌膚乾燥改善更顯著。

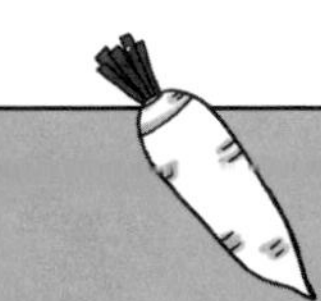

效果出圈的穀物與其他食材推薦

米飯

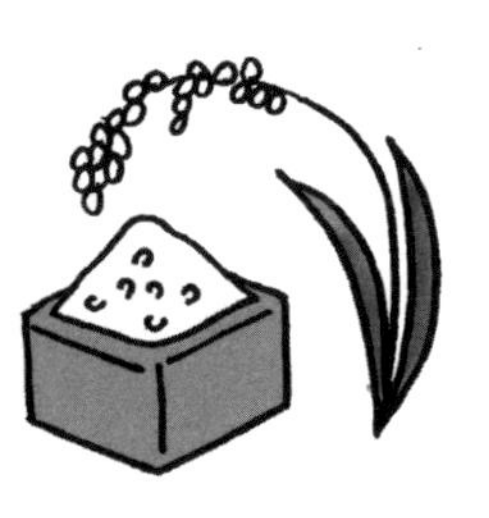

屬　　性：	**平性、甘味、秋**
功　　效：	**滋養、放鬆、健脾、補氣**
適合類型：	**脾虛型、氣虛型**
對身體好：	**脾、肺**
改善症狀：	**疲勞、胃腸機能低下、便祕、焦躁不安**

營養與功效

米飯本是能量來源 — 醣類，又有膳食纖維，可以消除疲勞恢復體力，益氣健脾，有效改善胃腸機能，使排便順暢，還可緩解焦躁不安。

健康須知

使用生米比用煮熟的飯做成的粥，可以更好消化吸收。加入雞蛋做成雞蛋粥，很適合感冒時多吃補充營養，幫助身體恢復元氣。

生活小撇步

洗米時會產生濁白色的洗米水，汆燙牛蒡、竹筍、白蘿蔔等易產生浮沫的食材時，加入洗米水，有效幫助消臭及去除浮沫。

可以搭配的食材

雞肉：與低脂高蛋白的食材一起燉煮到口感軟嫩，好消化，適合胃腸較弱者。

美味 RECIPE

幫助恢復食慾！　療癒雞湯粥

胃腸虛弱時，最適合喝上一碗軟綿滑順的粥了！而且是用雞湯粉就可以簡單做出的療癒藥膳粥，一旦胃腸疲勞，可以嘗試看看！

材料 / 3 ～ 4 人份

· 米 ... 1 杯
　水 ... 1000ml
· 雞湯粉 ... 1 大匙
· 酒 ... 1 大匙
· 鹽..... 少許

作法

① 米洗淨後放在濾盆中瀝乾水分
② 將水及洗好的米加入鍋中，開火
③ 煮沸後將火關小，加入雞湯粉與酒，煮至米飯變軟（35 至 40 分鐘左右）
④ 用鹽調味

Tips 鍋裡的水如果不夠的話，可以再多加 200ml 左右的水補充

推薦2 小麥

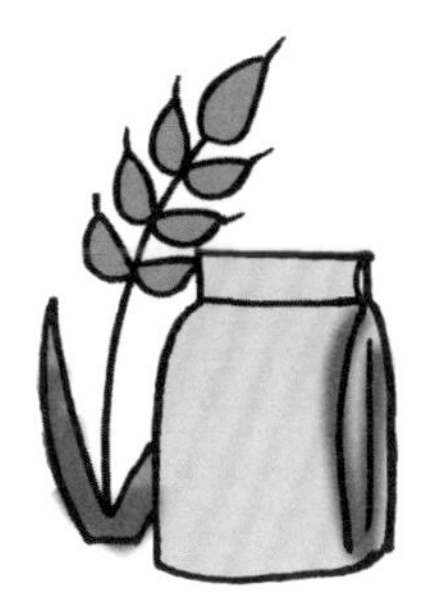

屬　　性：	涼性、甘味、春
功　　效：	滋養、放鬆、補氣、強心、抗發炎
適合類型：	氣虛型、 脾虛型
對身體好：	脾、心、腎
改善症狀：	貧血、便祕、疲勞、皮膚發炎、胃腸機能低下、精神不穩、焦躁不安

營養與功效

小麥有鎂和鐵，能改善貧血，維生素 B1 幫助消除疲勞恢復體力，維生素 B6 則可舒緩皮膚的發炎症狀，另外還有可協助排便的膳食纖維，可說是功效多元的穀物。尤其小麥有助於增強五臟中的心功能，鎮定心神，緩解焦躁不安。也因補「氣」效果顯著，一些腸胃虛弱、肉體或精神面出現疲勞症狀的人，適合吃小麥類食物來調養身心。由於全粒小麥的營養價值更高，可以選擇用全粒粉製作的麵包及義大利麵條等，會更有營養價值。

健康須知

屬性涼，吃多容易造成身體帶寒。所以在吃冷麵、冷烏龍麵、義大利麵時，建議要跟可以溫暖身體的食材搭配著吃會比較好！

生活小撇步

不含小麥的「無麩質」飲食概念正在逐漸確立，如果吃太多小麥製品，導致身體出現鈍感昏沉沉、溼氣重等症狀時，就必須要減少食用量。

可以搭配的食材

紅棗：與養心安神的食材互搭，可緩解不安及焦慮，有助穩定精神的效果。

薑、蔥：搭配溫性食材，可緩和身體降溫發冷徵候，推薦給體寒的人食用。

洋甘菊：加入有放鬆效果的香草，可加強舒緩，這適合一起做成麵包或餅乾食用。

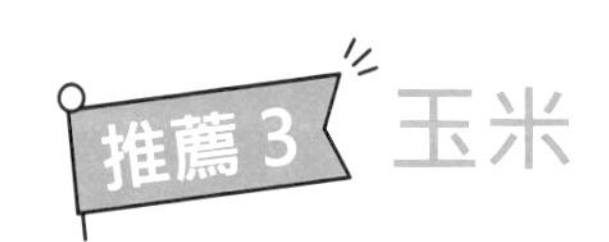

玉米

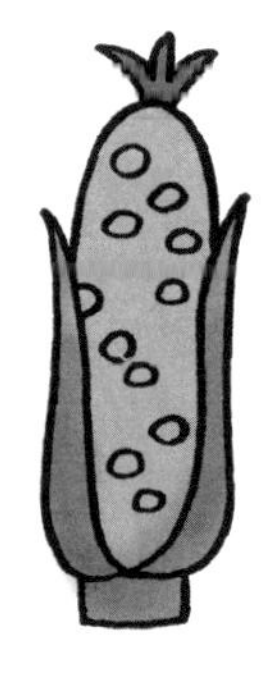

屬　　性：	**平性、甘味、夏**
功　　效：	**滋養、放鬆、抗氧化、解毒、活血化瘀、利水、理氣**
適合類型：	**氣滯型、 血瘀型、水滯（痰濕）型**
對身體好：	**脾、大腸**
改善症狀：	**疲勞、水腫、焦躁不安、血液黏稠、便秘**

營養與功效

玉米被分類在「穀物」而不是蔬菜的原由，是因為它有豐富的碳水化合物，同時富含蛋白質及非水溶性膳食纖維（纖維素），維生素 B1 可以消除疲勞恢復體力，維生素 C 具有抗氧化作用，幫助改善肌膚粗糙，以鉀為主的礦物質成分，則有助於預防高血壓。

就傳統醫學來看，玉米活血化瘀又利水，能幫助消除水腫；理氣作用可緩解不安焦躁。亞油酸可疏通血液，玉米粒的皮有纖維素，具有解毒作用（改善排便達到排毒功效），同時能調節「氣」、「血」、「水」三方平衡，不只前述的水腫、情緒焦躁獲得改善，高血壓易可有效緩和，堪稱是多元功效、備受關注的營養食材。

健康須知

因為較不好消化，胃腸較弱者建議細嚼慢嚥，少量食用為佳。玉米又常被當作配菜和肉類一起料理，但兩種都不太好消化，所以最好和易消化的食材（例如洋蔥等）一起吃，可避免造成不適。

生活小撇步

玉米鬚營養價值高，會作為天然中藥材使用。推薦可以切碎後拌入炊飯或炒菜類來吃，也可將曬乾的玉米鬚稍微煎炒過煮沸，當茶喝。

可以搭配的食材

馬鈴薯、山芋：和回復胃腸機能的食材一起食用，胃腸較弱者的負擔會相形減輕。

豬肉：與富含維生素 B1 的食材搭配，對於消除疲勞或恢復體力，助益極大。

豆腐

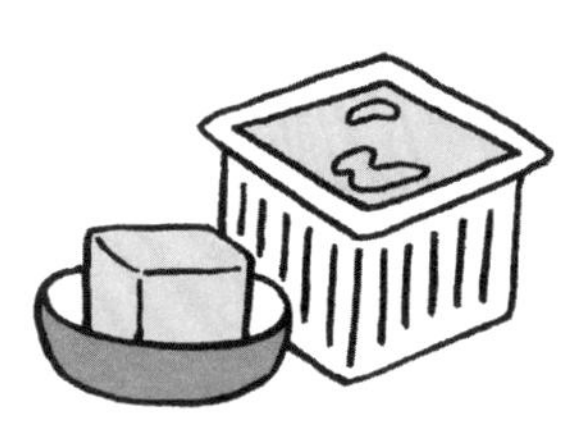

屬　　性：涼性、甘味、一年四季

功　　效：滋養、放鬆、清熱

適合類型：血瘀型

對身體好：脾、大腸

改善症狀：潮熱、高膽固醇、便秘、肥胖、焦躁不安、胃脹氣、食慾不振

營養與功效

豆腐是富含優質蛋白質及多種營養素、功效的優秀食材。含有鉀、鈣、鎂、鐵、鋅、銅、維生素 E、維生素 B1、葉酸等大豆營養成分，擁有極高消化吸收效率，無論胃腸較弱或是孕婦，皆可放心吃的營養補給品。另外豆腐清熱，可降胃火緩解潮熱症狀；亞油酸能降低膽固醇，大豆寡糖有益改善排便，其他像是卵磷脂可促進脂肪燃燒，更具備放鬆作用，有助緩解壓力。

健康須知

因高消化吸收率，促使排便順暢，感到胃脹氣或食慾不振、容易便秘者都可以多吃豆腐改善。但因為是涼性食材，吃太多會造成胃寒。建議以湯豆腐、湯類料理或煮火鍋等溫熱料理方式較佳。

生活小撇步

豆腐在加工階段已先經過加熱，所以無論冷食或煮來吃，都不太會損失其營養成分。

可以搭配的食材

芝麻、堅果類：芝麻及堅果類的油脂可以潤滑腸道，搭配一起食用，讓排便更順暢。

美味 RECIPE

腸胃零負擔　無肉麻婆豆腐

豆腐因為消化吸收力高，可攝取到很多大豆優質營養。沒有食慾或渾身無力時，麻婆豆腐可以讓你胃口大開！更因為沒有肉，所以減少腸胃負擔，是一道清爽美味的開胃菜。

材料 / 3 ~ 4 人份

· 豆腐 ... 2 塊
· 薑 ... 1 片
· 大蒜 ... 2 片
· 蔥 ... 1/2 根
· 芝麻油 ... 適量
· 片栗粉 ... 1 大匙

【A】調味醬汁

· 豆瓣醬 ... 3 茶匙
· 酒 ... 2 大匙
· 甜麵醬 ... 2 大匙
· 醬油 ... 2/3 大匙
· 雞湯 ... 3 杯

作法

① 平底鍋中加入薑片、大蒜、蔥爆香
② 將【A】調味醬料混合均勻
③ 在加入芝麻油的平底鍋中，加入混合好的醬料煮沸後關火
④ 把豆腐加入煮好的醬料中，再煮至沸騰
⑤ 沸騰後以中火再煮兩分鐘左右
⑥ 關火後再加入溶於水的片栗粉勾芡即完成

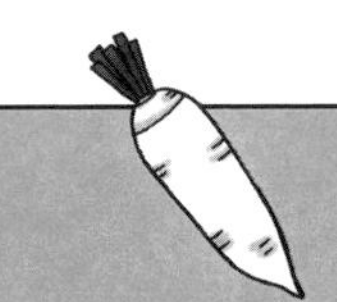

功能多多的天然中藥材推薦

推薦 1 陳皮

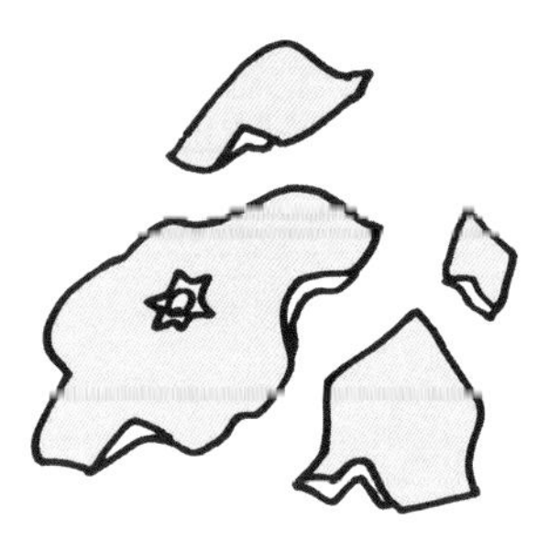

屬　　性：	**溫性、辛苦味、冬**
功　　效：	**健胃、發散、清熱、燥濕化堅、芳香健脾、理氣、溫補**
適合類型：	**氣滯型**
對身體好：	**脾、肺**
改善症狀：	**胃腸機能低下、食慾不振、咳嗽、痰、焦躁不安**

營養與功效

熟成橘子的皮（以溫州蜜柑為主）陰乾乾燥而成的陳皮，它的香氣可放鬆心神，改善胃腸機能，刺激食慾，或煎煮或加入湯品，能收有止咳化痰的功效。陳皮性溫，從內暖和身體，幫助「氣」循環，有效緩解焦躁不安，並且有助增強脾功能，養護胃腸機能。因胃腸虛弱而感到鬱悶和心神煩躁者，建議吃陳皮調理。

健康須知

香氣的活性成分會因過度加熱而揮發，料理時不要長時間燉煮，適合在最後步驟快速加入即可。

生活小撇步

以陽光曬乾的橘子皮，也可以作為陳皮的替代品。非常推薦泡澡時加入可以，好促進血液循環，改善肩頸僵硬、腰痛、肌膚粗糙等症狀。

可以搭配的食材

西洋芹、韭菜、蔥：搭配香味蔬菜，可提高放鬆舒緩效果。

蜂蜜：加入潤肺食材，更能滋潤肺部，適合有痰的人多吃好幫助化痰。

薑、紅棗：搭配健脾功能的食材，相互作用下，可提高改善胃腸機能的效果。

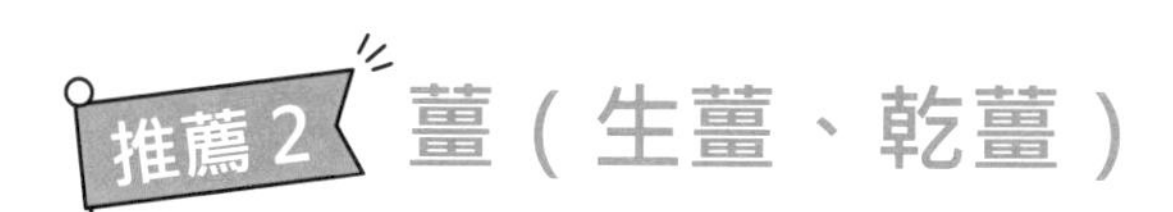

薑（生薑、乾薑）

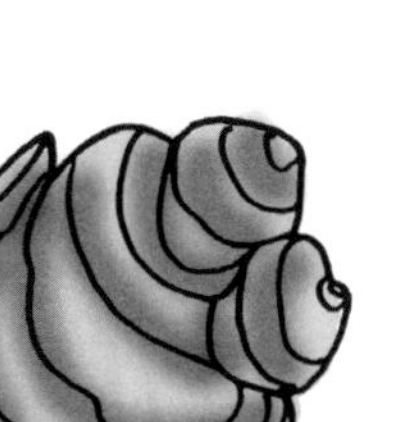

屬　　性	**溫性、辛辣味、夏～秋**
功　　效	**發散、運行、溫補、解毒、解熱、補氣**
適合類型	**脾虛型**
對身體好	**脾、肺**
改善症狀	**免疫力低下、食慾不振、體寒、傳染疾病、預防感冒**

營養與功效

薑大致區分成未經過處理、原生的薑，叫做生薑，乾燥過的則是乾薑。乾薑比生薑的溫補效果更強，味道也較辣較刺激，適合體寒者調理用。

薑特有的薑酮及薑烯酚的辛辣成分，能讓身體變暖和並促進流汗，具有解熱作用，以及將老廢物質排出體外的解毒作用，所以也能增進免疫力，有效預防感冒。

由於辛辣成分會刺激胃腸，因此有促進食慾的功效。持續用薑養生，可有效改善偏寒體質，因透過補「氣」發汗來清除體內停滯寒冷（寒邪）與過剩水液（濕邪），藉由大量流汗排解體內毒素，如此一來，進而改善鼻塞及鬱悶而身心停滯的狀態。不只腸胃虛弱體寒的人，容易感染傳染疾病者，也可吃薑來調理養生。

健康須知

薑生吃多少會讓腸胃過於刺激，加熱烹調可以減弱辛辣味，適合炒菜或做成湯品料理，但是吃太多的話容易造成痔瘡，並對胃腸機能遺留不好影響，適量攝取即可。

生活小撇步

皮下部分含有大量芳香及辛辣成分，建議可以仔細清潔洗淨後，連皮一起烹調。

可以搭配的食材

辣椒、山椒：與同樣有辛辣成分的食材互搭，加強溫補作用，有祛風散寒的功效。

推薦3 紅棗（大棗）

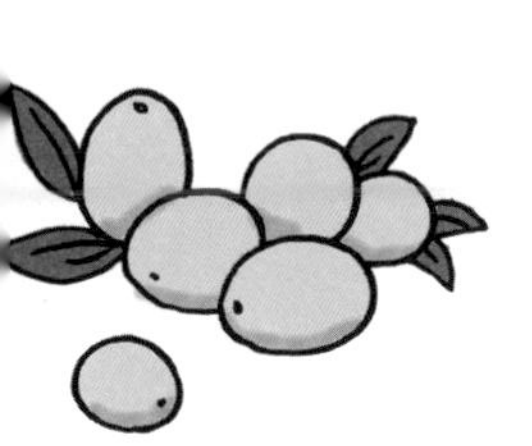

屬　　性：	**溫性、甘味、秋**
功　　效：	**滋養、放鬆、補氣、補血、養心安神**
適合類型：	**心氣虛型、脾虛型、血虛型**
對身體好：	**脾、心**
改善症狀：	**疲勞、貧血、免疫力低下、焦躁不安、失眠、精神疲勞、精神不穩**

營養與功效

天然中藥材中，將乾燥的紅棗稱為大棗。其富含鐵、鈣、鉀、鎂等礦物質，以及葉酸、菸鹼酸等維生素 B 群以及膳食纖維，可滋補強身及改善貧血、提高免疫力等效果。也能放鬆精神，改善不安情緒與失眠。

透過補「氣」、「血」，讓身體產生所需的能量；強健心的運作機能之餘，補「血」鎮定心神，舒緩亢奮，當精神上感到疲憊，紅棗可協助舒緩不適。

健康須知

有助胃腸機能（尤其是脾）改善，想要增強胃腸系統健康的話，不妨加入湯品中一起食用。

生活小撇步

紅棗可以直接吃，但碳水化合物含量多，得注意別吃過量。

可以搭配的食材

小麥： 搭配鎮靜心神的食材，可讓精神更加穩定。

米飯： 強健脾功能的食材相互輔助，加乘改善胃腸機能，紅棗也能跟米做成好消化的粥，適合胃腸較弱的人養生。

山芋： 與補氣健脾效果好的食材一起，能綜合提升各種作用，有助消除疲勞恢復體力，胃腸機能改善效果更顯著。

山楂

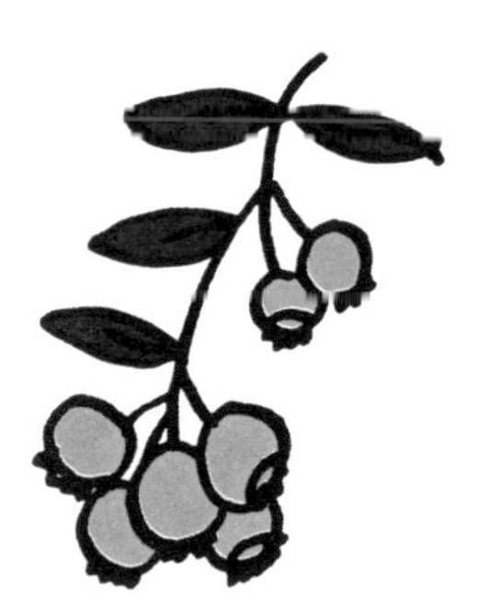

屬　　性：	**溫性、甘酸味、一年四季**
功　　效：	**滋養、放鬆、收斂、固澀、強心、養肝、活血化瘀**
適合類型：	**血瘀型**
對身體好：	**脾、肝**
改善症狀：	**胃脹氣、消化不良、血液循環不佳、體寒、精神不穩、胃痛、噁心想吐、腹瀉、心悸、呼吸困難**

營養與功效

山楂，有強烈酸味的果實，在傳統醫學很常以乾燥後的山楂作為中藥材。因有膳食纖維、鈣、鎂、鐵、維生素 A、C 等，可促進消化，改善血液循環，有效緩解胃脹氣及消化不良、血液循環不佳等問題。山楂性溫，適合體質寒者養生調理用，它還能強肝，活血化瘀，有效改善心悸及呼吸困難。

健康須知

因可促進消化，倘若暴飲暴食、吃得太油膩，有消化不良等情況，造成胃虛弱時，建議吃點山楂緩解，改喝山楂茶或吃山楂做的果醬也有相近效果。

生活小撇步

有研究顯示山楂會使子宮收縮，有懷孕前徵兆及孕期中的女性應避免食用，以免受影響。

可以搭配的食材

紅棗、薑：搭配健脾食材，養護胃腸機能之外，也能提高減肥效果。可以炒菜時一起加入食用。

肉桂：與增進腸道蠕動的食材一起，讓促進消化更上一層樓。

當歸

屬　　性：	**溫性、甘苦辛辣味、一年四季**
功　　效：	**放鬆、清熱、燥濕化堅、發散、運行、補血、健脾**
適合類型：	**血虛型**
對身體好：	**脾、肝、心**
改善症狀：	**體寒、貧血、血液循環不佳、因發冷而感到疼痛（手腳的指尖或下腹部）、便祕、胃腸機能低下**

營養與功效

當歸有類似西洋芹的香氣，根部可作中藥材。因能暖和身體促進血液循環，具有補「血」效果，故可幫助血液流動，改善易發冷體質及貧血症狀，常作為女性調理身體的生藥，除此當歸更能改善便祕及因涼寒導致的疼痛（凍瘡等）。

也因當歸的補「血」效果，適合血虛型調整體質，另外當歸亦可健脾，對胃腸機能有一定改善效果。

健康須知

既補「血」又促進「血」循環，體寒或苦惱血液循環不良的人，不妨可列入調養清單，雖然中藥材只用到當歸的根部，其實它的葉子也是可以吃，做生菜沙拉來吃，挺不錯喔！

生活小撇步

在中國被視為「女性寶物」的中藥材，但也有人因為攝取太高濃度的當歸，而造成胃腸疾病（胃脹氣或不舒服等），需要留意攝取量。

可以搭配的食材

紅花：搭配可改善血瘀的中藥材，補「血」的同時也有淨化效果。有效改善貧血及血液循環不佳的問題，很適合血瘀型體質者。

紅棗：和補血健脾作用的食材相輔相成，提高「氣」、「血」生成能力，有效調養胃腸機能。

紅花

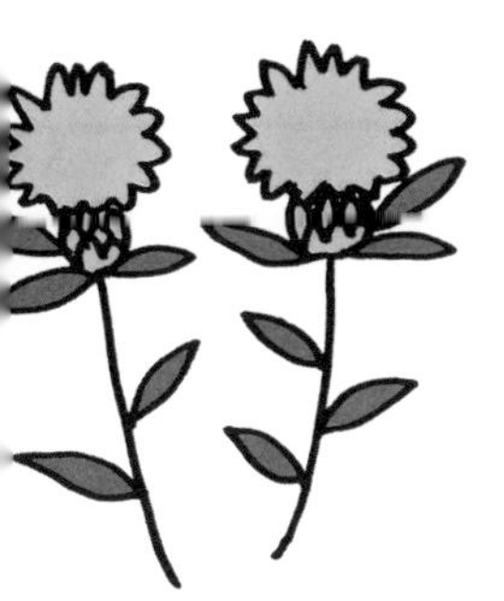

屬　　性：	溫性、辛辣味、夏~秋
功　　效：	發散、健胃、活血化瘀
適合類型：	血瘀型
對身體好：	肝
改善症狀：	血液循環不良、經痛、高膽固醇、經期不順、血瘀導致四肢麻木或疼痛、防動脈硬化與高血壓

營養與功效

雖然紅花花期是在夏秋之際，但乾燥中藥材是一年四季皆可取得。紅花能活血化瘀，淨化血液，促進血液循環，是改善血瘀型體質不可或缺的生藥，同時針對經痛緩解、動脈硬化預防及降低膽固醇等，皆有不錯效用，而它的種子製成的紅花油，也是有助於預防動脈硬化及高血壓。

健康須知

因為活血化瘀作用強，很適合經痛或經期不順時養生調理。若是因為血瘀而導致肢體麻木及疼痛（頭痛、肩頸僵硬等）時，也能利用紅花來緩解不適。

生活小撇步

紅花因能排出骯髒血液及毒素，被列為可改善血瘀的藥，卻也因此常和流產劃上某程度關係。由於懷孕中是必須要禁用活血化瘀的藥物，想受孕的人也請盡量避免攝取。

可以搭配的食材

蔥、韭菜：搭配促進血液循環的食材，一起煮湯喝的話，可以增進活血化瘀的改善效果。

豬肉、雞肉：和補血作用的食材互助，讓貧血調理效果更顯著。

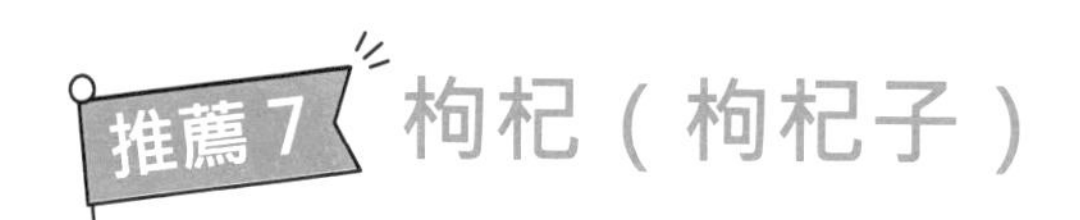

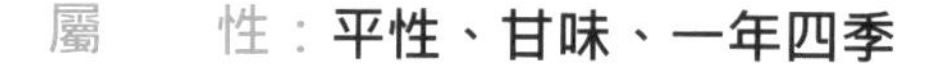

屬　　性：	**平性、甘味、一年四季**
功　　效：	**滋養、放鬆、補血、滋陰、養肝**
適合類型：	**血虛型、陰虛型**
對身體好：	**肺，肝，腎**
改善症狀：	**肌膚粗糙、貧血、免疫力低下、疲勞、掉髮、眼睛疲勞，老化，身體沉重，肝功能低下、防骨質疏鬆症**

營養與功效

枸杞含有豐富維生素 C 和鐵，有效改善貧血及肌膚粗糙，提升免疫力，也適用於消除疲勞恢復體力，改善眼睛老化、骨質疏鬆症，因為年齡增長而造成體力衰退等，想趁早預防老化，枸杞是個不錯選擇。加上透過滋陰補血作用，枸杞可增加體內的「血」、「水」，並增強肝功能，肝好，眼睛疲勞與貧血問題自然迎刃而解。

健康須知

因為高營養價值，做成高湯或湯類料理時，務必要把它吃掉！作為滋補強身的天然藥材，枸杞味道平易近人，沒人不敢不吃它的。人人皆可食用養生，特別是感到疲勞倦怠的體質虛弱者可以積極攝取。

生活小撇步

自古以來就被當成長壽秘訣而被珍視的藥材兼食材，作為中藥材時被稱作枸杞子。在西方則是喚作「Goji berry」，被當成超級食物而十分受到關注。

可以搭配的食材

蜂蜜、杏桃、梨子：搭配滋陰作用的食材，讓滋潤肌膚效果加倍。

菊花（可作生藥）：菊花可強肝，兩相搭配更有效改善眼睛疲勞。取一小撮菊花，和枸杞一起浸泡在熱水中，作為茶飲喝效果特別顯著。

葛根

屬　　性：**涼性、甘辛味、一年四季**

功　　效：**滋養、放鬆 、發散、健胃、清熱、發汗、整腸**

適合類型：**實熱型**

對身體好：**脾**

改善症狀：**發燒、肩頸僵硬、預防骨質疏鬆症、便秘（發燒時）**

營養與功效

因可以透過流汗清除體內過剩的熱能，及緩解肩頸僵硬的發汗作用，是葛根最大優勢。而葛根幾乎都是澱粉（碳水化合物）成分，含有磷與異黃酮的衍生物，能預防骨質疏鬆症之外，更具有整腸效果，發燒造成便秘時，可以吃葛根來調理不適。

健康須知

葛根可促進發汗，排除身體餘熱，肩頸僵硬的時候，可以多喝點葛茶改善調理，但其性涼，須注意連續吃太多會造成身體偏涼寒。

生活小撇步

葛根是一種辛涼解表的藥，中藥裡的「葛根湯」就是用乾燥的葛根做成。不過它不宜長時間持續服用，只有在剛感冒發燒時，短期使用效果較佳。

可以搭配的食材

薑：推薦給體寒者，搭配能暖和身體的食材，暖身同時也能促進發汗。

肉桂（桂皮）：加入發汗作用的食材，可消除盤據體內的不良火氣，改善肩頸僵硬。

美味 RECIPE

口渴潮熱的小點　葛饅頭

用「葛」做成的日式點心，可以補充身體水分並消除多餘的熱能。

材料 / 3 ~ 4 人份

- 葛粉 ... 15g
- 砂糖 ... 15g
- 水 ... 75ml
- 紅豆餡 ... 20g
- 黃豆粉 ... 依照個人喜好

作法

① 鍋中加入砂糖，再加入水及葛粉拌均勻
② 拌好的步驟①以大火烹煮，並以木湯匙攪拌約 2 分鐘左右
③ 呈半透明狀態後，轉小火煮到整體變透明狀態
④ 鋪好保鮮膜，將步驟③分為兩份，包成圓形狀
⑤ 將包好的葛饅頭，用橡皮筋綁好後，以冷水冷卻
⑥ 盛入盤中即完成。可依喜好撒上黃豆粉

推薦 9 人蔘

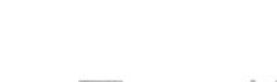

屬　　性：	**平性、苦味、一年四季**
功　　效：	**清熱、燥濕化堅、健脾、養肝、補腎、養心安神、補氣**
適合類型：	**脾虛型、肺氣虛型、氣虛型**
對身體好：	**脾、肺、肝、腎、心**
改善症狀：	**免疫力低下、疲勞、體力衰退、血液循環不良**

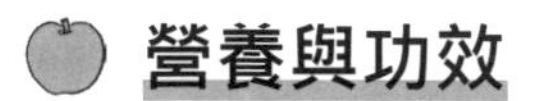

營養與功效

人蔘可不是蔬菜的紅蘿蔔喔（二者日語發音一樣），這邊指的是高麗人蔘與朝鮮人蔘。它含有皂素特有的苦味成分，具有提高免疫力、恢復體

力、促進血液循環等功效，也富含維生素及礦物質，是作為增強活力的珍貴藥材。

不僅能強化所有五臟功能，更有鎮靜心神的養心安神作用。被譽為「補氣之王」，尤其是強肺補脾，強力補「氣」。一些罹患消耗性疾病需要回復休養，或是想調整虛弱體質的，多半會建議使用人蔘來調養。

健康須知

因可升高血壓，如果有高血壓傾向，要小心使用。

生活小撇步

人蔘分為水蔘、白蔘、紅蔘 3 種類。水蔘是沒有乾燥過的新鮮人蔘，經過去皮後乾燥的稱為白蔘，紅蔘則是將蒸熟的水蔘乾燥後製成。製作紅蔘的過程中，會增加皂素含量，使營養成分更加濃縮。韓國料理中的蔘雞湯，就是使用人蔘與雞肉一起燉煮的湯品，是可以讓食材發揮極佳功效的食用方式。

可以搭配的食材

紅棗、薑、雞肉、糯米：與補「氣」食材結合，兩相搭襯，更能有效消除疲勞恢復體力。建議做成湯品，效果更佳。

推薦 10 肉桂（桂皮）

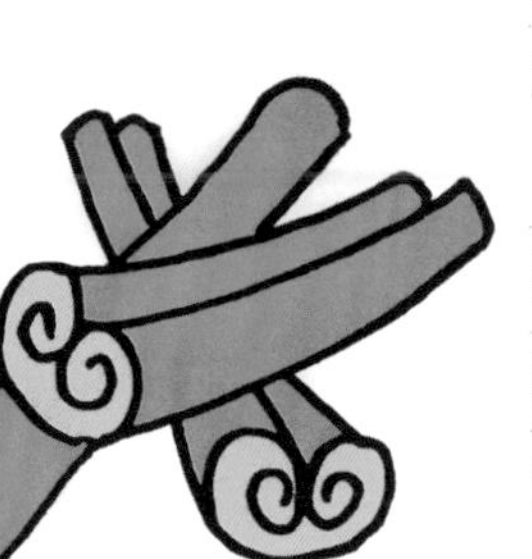

屬　　性：	熱性、甘辛味、一年四季
功　　效：	滋養、放鬆 、發散、健胃或養氣、溫補、安定心神、鎮痛、芳香健脾、發汗
適合類型：	陽虛型
對身體好：	脾、心、肺、肝
改善症狀：	血液循環不佳、體寒、焦躁不安、精神不穩、食慾不振、因寒冷導致的疼痛、心悸、呼吸困難

營養與功效

能促進催化身體（內臟）熱能達到暖和功效的肉桂，是溫補功效極佳的藥材。這是因為肉桂有獨特的桂皮醛，可以擴張末梢神經，促進血液循環，得以有效發揮溫補作用，它也被用作安定心神的良方，特別的是肉桂濃郁的香氣，對改善食慾不振也有幫助

由於它的發汗作用能提高體溫，使身體暖和，有效緩解體內因寒冷而引發的不適及疼痛（腹痛及手指疼痛）。同時增強心功能，改善心悸與呼吸困難，達到放鬆效果。

健康須知

作為強熱性的藥材，使內臟溫熱作用效果極佳。但須注意吃多可能會引起潮熱症狀。

生活小撇步

日本從古代開始就會使用桂皮。肉桂是乾燥後的樹皮，而桂皮則是使用根皮。風味多少有些不同，但效能差異不大。

可以搭配的食材

紅茶、溫牛奶：加入有放鬆效果的食材，讓穩定精神效果更顯著。
薑：配合可暖和身體的食材，可提高消化吸收功效。

養生小常識 1週漸進式少鹽調味換健康

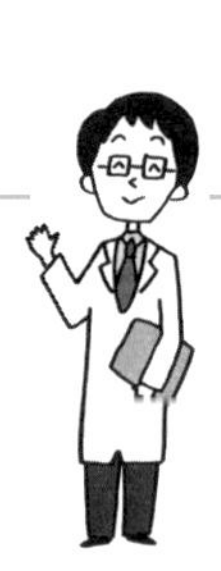

在本章節，從蔬菜到肉類、天然中藥材等介紹了很多食材。其中有些有介紹的食譜，為充分發揮食材鮮味，多有經過調味。不過有人可能覺得這些菜「味道太淡」，但如果是「沒味道」的話，應該只是單純味覺麻痺而已。吃慣外食的我們，已經習慣重口味，變得好像已經吃不出食材本身的味道與高湯的鮮美。而且重口味調味的話，除了使用較多的鹽，熱量也會比較高，也可能會變成引發身體不適的原因。因此，比較建議盡量享受食物原本風味的「清淡口味」。

但突然改吃清淡，有些人可能會因為「沒味道」，而失去飲食（吃飯）的樂趣，建議先從減鹽及增加酸味（檸檬汁或醋）嘗試看看，利用添加酸味，味道可以被充分展現傳達，不會再感到「沒味道」，一樣可以美味地享用美食。

例如在炒菜時不要加鹽改放醋，沙拉淋醬換成橄欖油或檸檬等，從一些容易做到的小細節開始，相信我，一定很快會習慣，吃出美味，吃出健康！

第 4 章

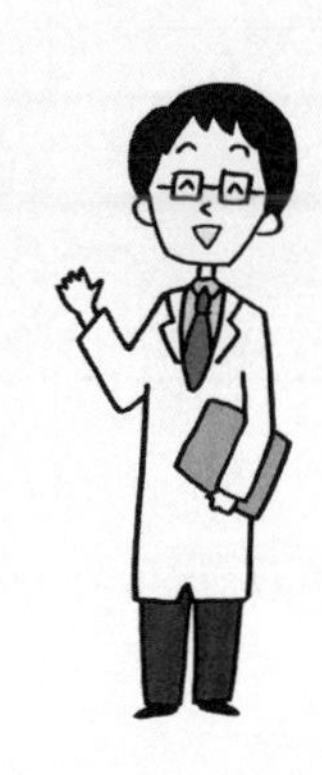

7天懶人保養
漸進式飲食
激活健康

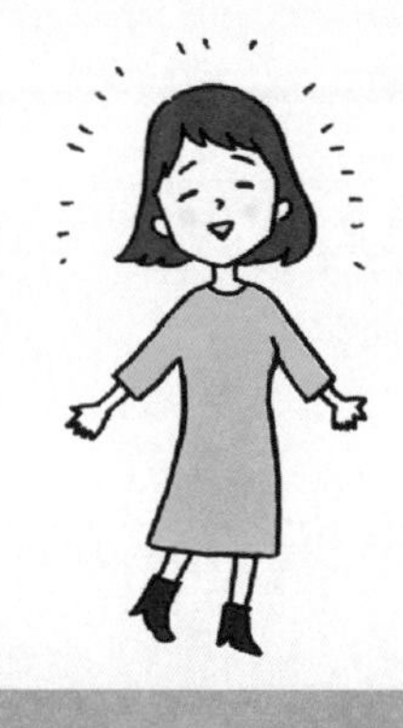

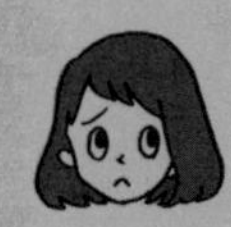

洋子 / 20 多歲女性上班族，每天辦公長期久坐，最近有感身體不適，會頭痛、身體畏寒，不知該如何是好。

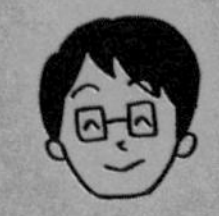

卓也老師 / 神奈川縣一所中醫藥局的藥師。不只單純開中藥處方，也會提供飲食生活方面的相關建議。

某天洋子與朋友相約吃飯，聊到了目前身體狀況，朋友便推薦她一間預約制的漢方醫藥局，建議她可去諮詢看看。不久後，洋子帶著忐忑緊張的心情，來到了朋友介紹的藥局......

DAY-0

養生生活化
應該要自然不刻意

您好，我是有預約諮詢的洋子。

妳好，我是漢方藥劑師杉山卓也。大家都叫我卓也老師，請多指教。

再麻煩您了！

這邊請坐。

好的謝謝。

那麼先請洋子小姐自我介紹一下，像是年齡與職業、對身體狀況有什麼煩惱等等，之後我會再從中提問幾個問題。

好的，我今年 28 歲，一般上班族。工作內容大多是文書行政作業，每天都需要久坐。最近覺得頭痛，一直有在吃止痛藥，但效果似乎愈來愈差。還有就是自己經痛很嚴重，生理期時不得不多次跟公司請假。最近因為身體狀況沒有很好，有些苦惱，跟朋友討論時，介紹我可以來這邊諮詢看看。

原來如此，謝謝你的說明。吃藥沒效時，確實滿難受的。洋子小姐現在還會痛嗎？

目前都還好。

因為是透過朋友介紹而預約，想請問妳之前有服用過中藥，或是有過保健養生的經驗嗎？

我沒吃過中藥。因為感覺會很貴...。另外想問一下，具體來說養生是指什麼呢？

養生是指「努力保持身體健康」的意思。泛指透過日常飲食調整健康的時食養生，以及針對生活作息調整的生活養生。

原來是這樣呀。為了健康，像我一定要吃菜，所以會吃沙拉，萬一沒辦法時，會喝蔬菜汁或果昔。肚子餓的時候，也會先忍住不吃零食，等到吃飯時間再吃東西。

嗯～嗯～，謝謝洋子小姐的補充，看來妳也是挺重視每天生活中的吃食呢！

對啊！我也會買一些雜誌或網路上介紹的「超級食物」。

這樣做，很棒啊！

謝謝，老師您太客氣了。

那麼，在注意飲食這方面有遇到什麼困難嗎？

要說難的地方...可能是要忍住飢餓感會比較辛苦些，偶爾想吃點零食。

了解。有時候也想吃零食對吧？

是的。

就我們現在聊到的，洋子小姐會為了健康，在正餐前會忍住不吃，連零食也不碰，這樣對吧？

對，一天只吃三餐，餐與餐之間不吃東西。

為什麼洋子小姐會想這麼做呢？

為什麼…？因為正餐之外再吃東西會變胖啊！

真是這樣？

咦…難道不是？吃零食不就是會變胖？我一直都那麼認為。

在時食養生的觀念裡，當肚子覺得餓了時，要吃點東西會比較好！

咦…是這樣子啊？

沒錯，養生就是要這麼做。另外還有一點，需要小小糾正的是，透過吃沙拉、蔬菜汁、果昔來攝取蔬菜，未必都是適切的做法。

我以為有吃到蔬菜就好了說。

當然蔬菜是一定要吃的，但怎麼吃也是需要好好考慮的部分

原來是這麼回事。

洋子小姐，有沒有考慮從今天開始用1周的時間來學習如何養生呢？建議妳從每天吃的食物及飲食、生活方式，開始改變調整會比較好。

確實應該多加留意飲食問題。另外，我也很好奇為什麼覺得餓的時候就要吃東西比較好？務必告訴我箇中原由。

我了解了！那麼這一星期，一起來學習如何養生吧！再麻煩洋子小姐多多配合囉！

好的，再麻煩老師了。

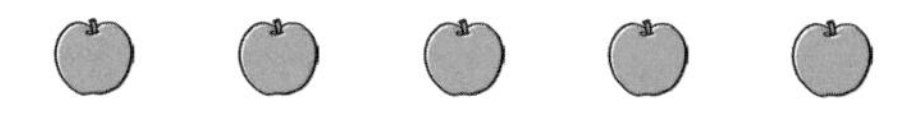

就這樣，洋子小姐跟著卓也老師展開了為期一周，7 日懶人保養學習之路。

DAY-1

手段一開始別太激烈！保持平常心從小目標做起

昨天謝謝老師。今天也再麻煩了。

妳太客氣了。那麼我們先複習一下，什麼是養生呢？

昨天有說過養生是要讓身體保持健康的方法。可以透過日常飲食的時食養生，或是利用生活作息調整的生活養生。

是的答對了，不錯喔！

太好了！

那麼，知道養生概念後，今天我會說明在開始進入養生前，需要了解的一些事情。

都要開始養生了，怎麼，還有事前準備？

是啊！萬一養生是件痛苦的事怎麼辦？妳能持續下去嗎？

咦？養生會很痛苦？！

是不至於。單純只是打比方而已。

那太好了。如果會感到痛苦，我可能會沒辦法持續。

也是。養生這件事呢，和每天的飲食與生活方式息息相關，若真令人痛苦難耐，而且還是每天重覆，肯定難受不已。

每天都想著「痛苦難受」生活，這樣應該也很難變得健康吧？

是啊。為了擁有健康的生活，有沒有想過最終會不會落得「這個也必須做」、「那個也得做」這樣咬牙苦撐的想法呢？

確實有可能。像是我就會有蔬菜非吃不可的念頭，而且打內心戒斷餅乾甜食。

所以養生第一步在於，先試著放棄「我必須〇〇 」的想法。

如果每天都懷抱著這要做，那個也須做的心態，確實會疲累走心。

對啊。追求健康養生不是因為被他人牽著鼻子走，而是為了自己健康，以及為享受每天的生活而進行的事。因此「我必須〇〇」的想法是沒有必要的。

是啊，這是我為了保持自己的健康而做的事。

而且如果把養生當成一種義務，就會開始感到有壓力。壓力是健康最大的敵人，它會引發胃痛、頭痛，甚至會損害心理健康。因此，再怎麼養生，一旦執行者感到壓力，是不會有健康的結果的。一定有工作很忙，或是提不起勁的時候，這種情況下，沒有必要勉強自己。

原來如此。比如工作忙到很晚才回家，即便吃超商微波便當，也沒有關係，對吧？

沒錯，是這意思。但也不能因為拿忙當藉口，每天都吃超商就好，這樣也是不行喔！

好的，我知道。

儘管我們都想要健康久久，但人性所在，中途放棄不繼續也是有可能。所以，不妨想想究竟是為了什麼，決定要健康養生的生活。例如，「想減重 4 公斤」或者「想盡可能減輕經痛」等等，倘若設好方向或目標，便能漸漸地開始做出更健康的決定，像是選吃蔬菜與肉搭配的便當，還是今天改吃魚等，契合自己需求的抉擇。

這樣我知道了。我的目標是想要調好身體的不適症狀。

身體不適……洋子小姐說的是經痛和頭痛，對吧！訂立目標的話建議用愈小的事情當目標愈好，縮成幾個小目標來執行，目標太大、太難的話，也會因無法達成，反而變成壓力。

從小目標開始嗎？因為常頭疼，基本上每天得吃止痛藥，這樣改成兩天吃一次，也算嗎？

是的，很好喔！當達成兩天吃一次的目標後，下回可挑戰三天吃一次，目標更新後一旦都做到，持續下來就會愈來愈進步。

好的，我明白了。

那麼，洋子小姐的目標確立好了，明天開始會跟妳說明具體可做那些事，今天就到這邊，明天見囉！

謝謝老師，明天見！

健康 POINTS

邁向養生生活需謹記 3 點

1. 養生不該是為了做而做

2. 這是為了讓自己變得健康，而且要能愉悅享受每日生活才去進行

3. 不需要有「必須要做什麼」的想法

壓力是大敵，養生不是義務，以不勉強自己的方式努力吧！

DAY-2

筆記每天飲食 揪出 NG 地雷食物少吃些

今天我們來聊聊關於「不該吃的食物」。洋子小姐請告訴我，你喜歡和不喜歡吃的有那些。

我挺愛吃肉，討厭魚。但我常看到電視上說吃魚對身體好，魚真的是對健康好嗎？

是這樣沒錯，但也不全是。肉類和魚類都有豐富蛋白質，兩者可提供身體活力的食材。食物本身有許多各式各樣的營養素，比起「吃什麼才能變健康」，了解「什麼是不應該吃」的 NG 食材才是關鍵。

「不該吃的食物」是什麼意思呢？

如同字面所說，按時食養生的健康飲食角度來看，主要有 7 種應避開的 NG 地雷食材。分別是甜食、油膩、重口味、辛辣刺激性、冷食、生食、不好消化等食物，這些會帶給腸胃很大的負擔。

咦！甜食、冷食跟辣的，我都滿常吃的說。

沒關係，也不是說完全都不能碰，每天的三餐或餐間擇一去掉即可。如果能做到的話，算已經滿足了 70% 左右的健康飲食條件。

太好了！如果這也不能吃、那也不能吃，反而壓力更大，會想吃更多其他的東西。

對啊，就像昨天說的，如果因為養生這件事而感到痛苦就會難以持續，何況因此承受壓力也是不健康的。只要注意不過量，想吃的東西都可以吃。對了，洋子小姐昨天晚餐吃了什麼呢？

我想一下...昨天和朋友去吃燒烤了。

那昨天的早餐呢？

早上只喝了咖啡。

嗯，那三天前的晚餐呢？

三天前？！一時間想不起來吃了什麼。為什麼要問三天前吃的東西呢？

如果不記得自己吃了什麼，就代表自己其實不清楚有沒有吃到 NG 食物。所以才想問問看。

了解，我記得好像有吃了蔬菜吧。但如果不記得是否有踩雷，是否意味著這樣的飲食生活是不好的呢？

是的沒錯，為了找出到底吃了哪些地雷食物，試著從 3 天前的早餐開始回想看看，吃了些什麼吧！可以寫在紙上，將 NG 地雷品項圈起來，這樣做的話就可一目瞭然。

好的，我來寫寫看。

第 1 天	第 2 天	第 3 天
早餐：冰咖啡	**早餐**：果凍	**早餐**：冰咖啡
午餐：拉麵、冰淇淋	**午餐**：義大利麵	**餐間**：果凍
餐間：蔬菜汁	**餐間**：洋芋片	**午餐**：海鮮丼、味噌湯
晚餐：蛋包飯、蔬菜湯	**晚餐**：燒烤（牛五花）	**晚餐**：咖哩飯、冰淇淋

哇！幾乎都是 NG 地雷食物耶。

確實。不過沒關係，至少今天先從中減少一項就可以。

要全都不吃，還真有點難，但該從哪兒開始減少較好呢？

這樣啊。那不妨從洋子小姐覺得比較容易的開始，先將冷飲換成熱飲，如何。

把冰咖啡換成熱的就行了嗎？

是的。把「NG 食物」換成「吃了也無礙」就可以了。其他像是將洋芋片換成堅果、或者甘栗，也是很不錯的食養生技巧喔。

原來如此，這樣一來確實容易做得到。

那真是太好了，不過小提醒一下，像冰淇淋和熱咖啡這樣一冰一熱，一起吃的話，會讓身體溫度調節不易過度失衡，可嘗試一下這些方法，不要有壓力也不勉強，慢慢減少地雷食物的攝取吧！

健康
POINTS

1. 為了保養身體，最好避開的 NG 地雷食物

油膩、甜食、重口味、辣味刺激性、冷食、生食、不好消化的食物

2. 掌握自己吃下了多少 NG 地雷食物的量

寫下自己吃過的食品，確認有哪些是 NG 款，就可知道自己吃了多少地雷食材，並至少從中減少一項。

3. 將 NG 地雷食物換成吃了也無礙的品項，並與有益健康的食材一起享用

例如：洋芋片及巧克力 → 堅果及甘栗

牛五花等油脂較多的肉 → 菲力等瘦肉較多的部位

冰淇淋 → 與溫熱的食物一起吃

DAY-3

8 分飽、不餓到 調整每天用餐吃的量

今天要來說說每天用餐的「份量」。洋子小姐今天早上吃了什麼呢？

喝熱咖啡。因為學到冷食是 NG 食物，所以就改喝熱的了。

很棒，你有記得。但只喝了咖啡？

是呀，因為多睡到快出門時間才起床，所以早餐常只喝咖啡和可以快速補充營養的果凍飲。

原來如此，那麼還沒到午餐時間，應該就感覺餓了吧？

是這樣沒錯，但怕餐間吃東西會胖，所以盡量不吃零食。

嗯～嗯～早餐最好不要只喝咖啡配果凍，吃點米飯或麵包會更好！另外，餓了的時候還是吃點東西會比較好。

果然早餐還是不能不吃啊...。

是的。早餐有如一天能量補給關鍵，對於調整我們的生活作息極其重要，相關細節我之後會再說明。

可是餐間吃東西的話，不是會變胖嗎？

餐間飲食這個行為本身不是會變胖的理由。在時食養生觀念裡，感到餓的時候就吃點東西才是理想狀態，所以餐和餐之間吃些東西是比較好的。

這樣啊，我還以為多了餐間飲食，吃東西的次數增多就會發胖。

跟吃幾次無關，是餐間吃太多，或是吃了地雷食物，變胖機率比較大。

原來如此。是吃的東西問題，才是導致變胖的原因。

就是這樣沒錯。把地雷食物換成吃了也無礙的類型就 OK 囉！
接下來，針對不要吃太多這件事，一般適量飲食大約是 8 分飽，洋子小姐覺得這個量大概是多少呢？

欸...8 分飽，是指不會太撐、肚子不會不舒服的量嗎？

正確來說的話，是到下次進食時間，會自然感到餓的程度，或是飽餐後還會想再吃些的份量。所以，洋子小姐也算是答對了。

那麼如果吃撐到不舒服，就不算是時食養生了對嗎？

沒錯，就算還能再吃，超過 8 分飽，對時食養生來說就是 NG。

我肚子很餓時，好像 8 分飽都無法滿足，要吃到 10 分飽，才有感。

不必一開始就以 8 分飽為目標也沒關係喔！記住，勉強是大忌！若覺得自己好像已經飽了，那就停止進食，不妨從這點開始做起。

真的？只有這樣也可以！

對，先做到這樣就可以，很簡單吧！肚子覺得很飽就是吃太多的狀態，所以，在那之前就停止進食的話，也就不會吃到太撐啦！

原來如此，我明白了。但是若只吃到一半就飽了，不就又造成剩飯剩菜問題，似乎有點浪費食物。

如果是這種情況的話，先盛少量到碗裡，吃完之後還覺得餓，就再裝一點。這樣的話也能防止吃太多。

說的也是，再添第二碗的話，好像又會吃太多，也會感覺已經吃很飽。

即便餓了，還可以在餐間吃點小東西，也就不會強迫自己要吃很飽。

好的，覺得肚子餓的時候，我會利用餐間這段時間吃東西，不再忍著不吃。

今天針對「量」提供建議調整，還有「時間」和「均衡」等有待解說，明天我們再繼續談關於「時間」的調整方式吧！

意思是時食養生需調整「份量」、「時間」、「均衡」三大部分，對吧！那明天也麻煩老師了！

沒問題！我們明天見。

健康 POINTS

1. 餐間感到肚子餓的時候不要忍耐，吃點小東西

留意「不要吃太多」及「不吃 NG 地雷食物」。

2. 有意識的吃到 8 分飽就好，不要硬吃到很撐

· 如果覺得自己好像已經飽了，請停止繼續用餐

· 吃飯時先從少量開始，吃完後還覺得餓，就再少量添加第二回

DAY-4

別讓生理時鐘錯亂 調整三餐吃飯時間

洋子小姐，妳今天吃過早餐才來的嗎？

嗯，吃過了。昨天老師有說「吃早餐比較好」，所以我今天有吃了麵包。

喔～已經立刻開始執行，那很好、很好。

謝謝。

昨天有提到早餐是補充 1 天營養關鍵，也有其他很重要的作用。洋子小姐知道生理時鐘嗎？

知道。生理時鐘會使我們知道何時想睡覺，何時起床，以及什麼時候會肚子餓。

正是如此。不過生理時鐘的週期比 24 小時時間制稍微長一點。但因為 1 天只有 24 小時，所以積累下來每天都會有一點差異。

這麼說的話。每天的時間如果都略有不同，會發生什麼問題嗎？

好問題！每天生理時鐘的時間都差一點點，漸漸差距拉到 12 小時，生理時鐘就會發生日夜顛倒的情況。

也就是說，明明是早上，生理時鐘卻變成晚上？

就是這麼一回事。生理時鐘的時間差，不只會造成早上起不來，也會讓情緒低落，無精打采、做什麼都提不起勁，精神和心理層面會逐漸出問題。

什麼！竟然會影響到心理跟精神狀態？！

是的。生理時鐘以 1 天的節奏為主，節奏被打亂就容易產生不適感。維持節奏穩定不被打亂的方法之一就是吃早餐。

這樣看來，早餐真的是太重要了。

沒錯，所以才說一定要吃早餐。
而且，為了保持體內運作節奏穩定，起床後 1 小時內吃早餐是最理想。

起床後 1 小時內吃...我可能還不太餓，這樣的話也一定要吃嗎？

好說～好說～前面提過時食養生的飲食主張是，肚子餓時再吃東西是最理想，最壞的是明明沒有胃口卻硬塞東西。

那就是說早上起床的時候，一定要是肚子餓的狀態囉？

沒有錯。所以，前一天晚餐就不能吃太多。這樣往前推算，必須確保晚餐時能吃得下，那麼午餐也就不可吃多...這就是為何會說吃 8 分飽就好的原因。

晚上吃太多，或很晚還在吃東西，確實隔天起床不會感到肚子餓，這種狀況還挺常發生。不過這也是因為生理時鐘的節奏亂掉關係？進而讓身體感到不適，對吧？

完全正確！從這裡面可發現用餐時間與生理時鐘的節奏息息相關。

早餐要在起床後 1 小時內吃完的話，那剩下的兩餐該如何處理？

午餐是用來補充下午的能量，一樣 8 分飽即可。晚餐至少要在睡前兩小時用餐完畢。因為消化食物大約需要兩小時左右。另外，因為晚上大部分時間都在睡覺休息，量可以比早餐跟午餐再少一點。

我之前都是晚上吃比較多，照老師說的，會吃不下早餐，現在我會注意！

好的，請洋子小姐首先先做到好好吃早餐，並保持生理時鐘穩定！

健康 POINTS

1. 生理時鐘的節奏亂掉，容易產生不適，所以要維持好生理時鐘穩定

維持生理時鐘穩定的方法

- 養成規律的上下床時間
- 起床之後曬太陽做日光浴
- 起床後盡量 1 小時內吃完早餐，注意午餐、晚餐別吃太多

2. 時食養生最忌諱的是沒胃口還硬塞東西吃。到覺得餓之前，什麼都不吃，也很 OK

為了保持生理時鐘穩定，設定用餐時間很重要，但切記不要勉強自己。

DAY-5

飲食的「均衡」也要調整！吃當季菜對身體好

到昨天為止，我們學習過關於飲食的「份量」與「時間」的調整。今天繼續來討論需要調整的第 3 項「均衡」。

好的。覺得肚子餓就吃點東西，餐間不用再忍耐不吃，感覺好多了。而且，一直以來因為晚上都吃比較多，從昨天開始減少晚餐的量，我早上醒來就餓了！

這是很棒的改變！那早上有好好吃東西嗎？

有的，不過平日都要上班，很難好好地準備早餐，都吃麵包解決。

是吃甜麵包？

對，吐司還要烤過，求方便，買可以直接吃的麵包為主。不過有特意迴避像巧克力那種麵包。

這樣我了解了。每天吃早餐是個好習慣，但每天都吃甜麵包，其實是沒均衡的喔！

沒有均衡嗎？

是的，每天都吃一樣的麵包，就只能獲得相同的營養。這樣就不是均衡飲食。

這點我同意。

洋子小姐聽到均衡飲食時，有什麼印象呢？

嗯～聽起來像是會有很多種蔬菜及肉類，除了主食，還會有沙拉、米飯等多道菜一起吃的印象。

是這麼想的啊。

欸...難道不是？

答對一半

一半？

是的，會有蔬菜與肉、米飯等多種食材是對的。但是，和有沒有很多道菜無關。也就是說，即便只有一盤炒蔬菜，若攝取到兩種以上的食材，就可以稱作是一道均衡的料理。像是今天洋子小姐早餐吃了麵包，再加一道湯的話，均衡程度就會好很多。

那如果去買超商有賣的類似「1日份蔬菜湯」，也算嗎？

那個比較像是食品加工品，為了保存較長時間會添加防腐劑，且為了嚐起來更好吃也會添加化學調味料，口味比較重，可以的話還是自己煮比較健康。

原來如此，但好像滿難的...。

其實沒有你想像中的難喔！只需準備馬鈴薯、紅蘿蔔、洋蔥等食材，切好一起熬煮就可以做出一道湯品。再加一點香腸等肉類放進去，營養可以更均衡。

切一切放下去煮，好像挺容易的，而且可以一次煮起來備著。

而且，也很推薦加入一些當季時令食材。

時令食材？

例如，番茄產季是夏天，蔥則是冬天，這是因為食物所擁有的營養與作用會有相對應的季節。番茄水潤且有清熱效果，在炎熱的夏季能發揮其最大功效。另外，蔥可提高身體溫度促進血液循環，所以在寒冷的冬天吃效果最佳。

哇～吃的東西與季節對應，很有道理耶！

是啊，休假日時可以試著做一些備起來。
把事先做好的湯加熱，搭配麵包或米飯一起吃，早餐隨即做到均衡狀態！

只吃麵包的話，好像只能選甜麵包，現在有湯配，就可以有其他選擇了。

如果是吃麵包，建議選擇全粒粉做的麵包或是減少奶油使用量的吐司。又或者把米飯放入湯中，微波加熱，也是一道簡單美味的早餐！

米飯也比較好消化，除了搭配麵包之外，下次我會在有煮飯的日子嘗試看看。

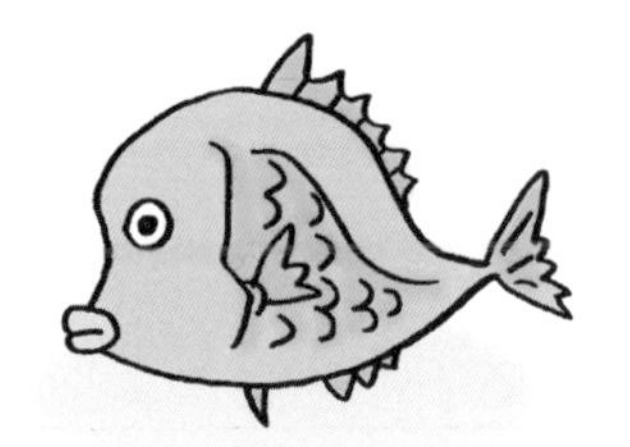

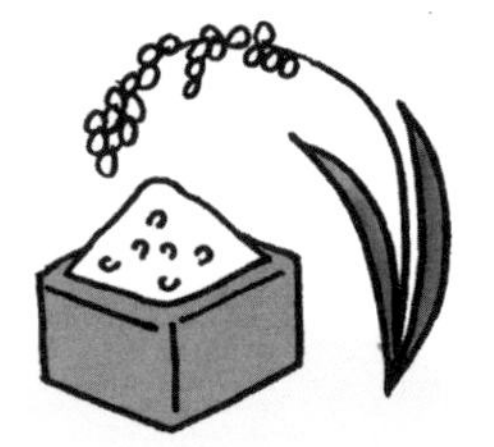

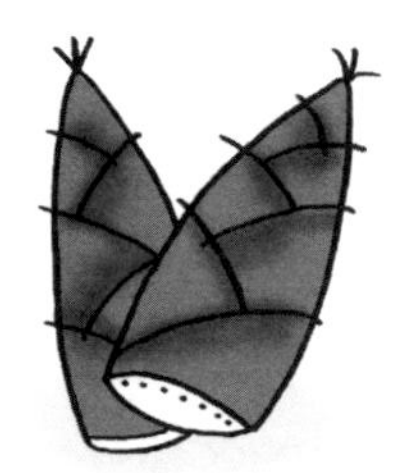

健康 POINTS

1. 只吃一道菜也無妨，但要營養均衡

比較建議可以吃到兩樣食材以上的炒蔬菜或蔬菜湯。

2. 吃當季時令的菜營養功效加倍

當季食材與季節相匹配的營養成分與功效明顯，留意攝取的話可以讓飲食更加均衡。

DAY-6

料理有訣竅
營養不流失的烹調法

昨天說到兩樣以上的食材一起吃的話，就代表營養均衡，因此也推薦蔬菜湯。會推薦湯品其實有另外的理由。

咦？是有更多優點嗎？

沒錯喔！因為食材本身的營養會因烹調方式不同而有流失的可能，但湯卻可以讓妳獲得所需的各種營養。

咦？營養成分會流失？

是的，雖然食物有各種豐富的營養素，但有些不耐熱，有些則是易溶於水。

那麼，營養不耐熱的食材加熱處理的話，營養會全流失掉？

是不至於啦，而是會讓營養減少。總而言之，使用不適當的烹調手法，可能無法攝取到食材完整營養。

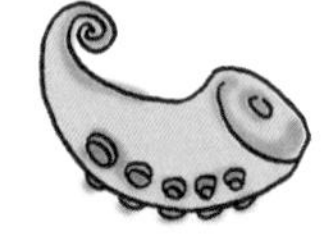

唉～就是想完整攝取營養，才特別選吃它，沒料到會如此。

是啊，因此有必要先知道適合食材的烹調方法。洋子小姐平常都是怎麼做菜呢？

就是處理起來比較簡單的炒菜方式居多。冬天則是常煮火鍋。

那麼，除了熱炒，還會用其他烹調手法？

油炸、燉煮、蒸或水煮都有。

這樣啊，那麼妳覺得青花菜用什麼方式煮，可以攝取最完整的營養呢？

青花菜嗎？是什麼呢？...嗯...是用水煮？汆燙？

不是喔，可惜答錯了。因為青花菜富含維生素 C，而維生素 C 易溶於水。所以，煮湯是比較推薦的料理方式。換句話說青花菜用煮的話會比較正確。

原來是這樣啊。我很常汆燙青花菜來吃，我以為這樣較適合。但是如果有不耐熱、易溶於水的話，做成生菜沙拉不是更好嗎？

是的，不過生食的話就怕難消化，所以並不太推薦。而且，沙拉或蔬菜汁這類都是比較涼冷的，會使身體過寒。你忘了生食與冷食是 NG 地雷食物唷！

啊～對耶！

雖是如此，沙拉及蔬菜汁如果溫熱後吃，就不是 NG 食材了。好比沙拉可加進湯裡，蔬菜汁可加熱後飲用。

確實可以這樣沒錯。

對啊，而且也有要用油炒過後，更能提高營養吸收良率的食材喔。

哇！不同營養素竟會有不同對應的料理手法。

對啊，了解食材特性，對於如何料理有很大的幫助，也能更有效地攝取營養。

我單純只是一切求簡，才都用炒的，卻無視營養有無流失，這樣真的是不行啊！

也不是說用炒的是錯誤的！熱炒的時候，不耐熱的食材最後加入，縮短烹調時間，營養就不會流失過多。

原來如此。那麼縮短水煮青花菜的時間也可以吧！

是的，如果趕時間，也可以用微波爐。尤其是營養素易溶於水的食材，特別推薦用微波爐加熱。另外，因為時間短，即使是營養素不耐熱的食材也沒問題。

我了解了，因為沒有使用到水，也不擔心營養素會流入水中。

沒錯。然後還有一點是經過熱炒、油炸的菜，隔一段時間再吃，油可能已經氧化，造成胃脹氣及消化不良，最好是趁菜還熱熱時，趕緊吃掉比較好。

健康 POINTS

1. 為獲取完整營養，根據不同食材搭配適合的烹調法（炒、炸、燉、蒸、汆燙）

· 尤其推薦湯類及燉菜的熬煮方法
· 建議縮短烹調時間好防止營養成分大量流失（也很推薦使用微波爐）

2. 用油烹調（炒或炸），隨著時間經過油會氧化，造成胃脹氣或消化不良，趁熱吃掉為佳

事先了解食材特性，對於如何料理有很大的幫助。

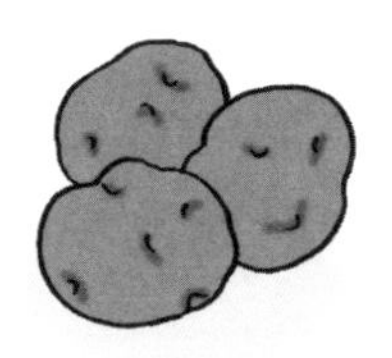

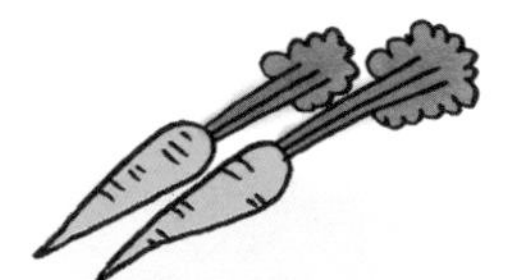

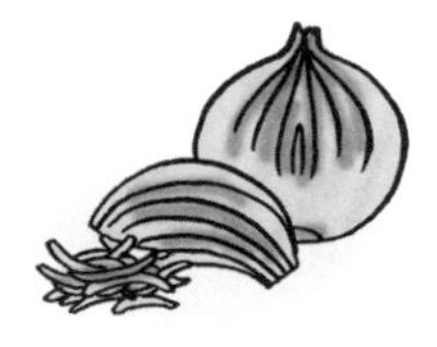

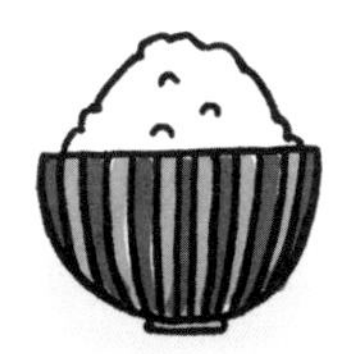

DAY-7

生活習慣也要改 讓時食養生更加有效

今天是最後一天了，這一週下來，洋子小姐的生活有什麼變化嗎？

有的，開始吃早餐了，而且，到午餐前如果肚子餓，也不會再忍耐不吃，改吃些堅果等小東西。

是很好的改變哦！尤其是吃早餐這件事，是很大的變化呢。那生活方面？

認識到生理時鐘的影響，現在已經不熬夜了，但有時會在該睡覺的時間難以入眠。

你覺得睡不著會是什麼原因？有什麼煩惱的事情嗎？

這個嘛...我想不到有什麼特別的原因。

一直都有睡不著的問題嗎？

雖然不是很頻繁，只是偶爾，工作很忙回到家已經筋疲力盡，只有這時候會睡不著。

原來是這樣的情況啊。

咦、這樣就知道是什麼原因了？

恐怕是太過忙碌，讓身體處在清醒狀態。明明身體很累想要休息，卻無法鬆弛下來，反而更加精神抖擻，以至於睡不著。

確實有可能，因為想著不要熬夜，所以回到家後仍然東忙西忙。

這樣就可能產生「我必須早睡」的念頭，進而形成壓力，勿忘壓力是養生的大敵，持續難入睡的話，會有損健康，所以別強迫自己早睡會比較理想。

這樣啊，竟然不知不覺中當成義務逼自己去做。實踐養生保健時，像是不需要有「必須做什麼」的想法，得牢記於心。

是的，感受到並放鬆心情很重要喔。
養生其實包含了飲食上的養生與生活養生兩種方式。

生活養生是指為了變得健康而做的生活方式對吧？

是的，在生活養生環節，睡眠是非常重要的一環。今天會就睡眠方式以及白天該做哪些事，以獲取更好的睡眠品質，分享相關事項。

那就有勞了。

首先，①不管多晚，都要在換日前就寢，②睡眠時間以 7 小時為目標，③將睡眠列為最優先事項。睡眠對於身體健康來說非常重要。若為了正常飲食而減少睡眠是沒有意義的，因此要優先考慮到睡眠。

睡眠真的很重要呢！

沒錯，為了有更好的睡眠品質，在白日時可以嘗試：①每天合計散步約 30 分鐘，②浴缸裡準備約 40 度左右的熱水，慢慢浸泡進去，不需要很長時間，大約泡 10 分鐘即可。③睡前做些輕微的伸展運動來放鬆身體。

聽起來並不會很難耶。

對啊，在白天活動筋骨，睡前放鬆身體是很重要的。

明白了。我就從睡前做些伸展運動開始嘗試看看。

這是個好主意！要一次達標比較困難，工作比較忙或是也有其他做不到的時候，一點一滴的在可行範圍內養生是最理想的狀態。一點一點地培養好習慣，調整生理時鐘的節奏，用餐時間到了就會自然而然有飢餓感。

身體有在活動的話，就會覺得肚子餓呢！

對啊，不僅是注重飲食的「時食養生」，也透過檢視調整生活習慣，進行「生活養生」，更能有效提高食養生的價值與效果，變得更加健康。那麼洋子小姐對養生法則都清楚了嗎？

是的。不勉強自己，重視均衡，雖然調整飲食與生活的養生方式感覺好像很不容易做到，但聽了卓也老師的建議後，先從自己能做到的事情開始努力。謝謝您！

那真是太好了！因為時食養生與生活養生的基礎就是「持之以恆」以及「不勉強自己」，請以不要強迫自己也不要感到壓力的方式繼續努力吧！

好的，非常感謝您！

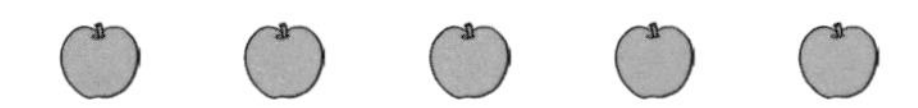

經過 7 天學習養生法，洋子小姐在不勉強自己的狀態下，將養生融入每天的生活中。於是，一直以來很令人難受的頭痛及經痛緩解了，生理期也不用每每向公司請假了。透過養生，洋子小姐迎來了健康快樂的每一天。

健康 POINTS

1. 生活養生中，睡眠是最重要的事情

· 睡眠方式

① 不管多晚都要在換日前（凌晨 12 點）就寢

② 睡眠時間以 7 小時為目標

③ 把睡眠列為最優先事項

· 白天可嘗試的活動，好獲得更佳的睡眠品質

① 每天合計散步約 30 分鐘

② 浴缸準備約 40 度左右的熱水，慢慢浸泡進去（泡 10 分鐘左右即可）

③ 睡前做些輕微的伸展運動來放鬆身體

2. 時食養生與生活養生並行，迎來更健康人生

正確的健康飲食
應該要吃的美味、吃的開心

在最後章節，學習養生法的洋子小姐，是我想像每個讀這本書的人而創造出來的角色。透過對洋子小姐講述「什麼是養生？」，可以來解答各位對於養生的疑問，也能具體的傳達養生方法。

當然也是因為我長年在日本擔任漢方醫學藥師，接受過很多關於身體不適的諮詢，很多人都會對「養生」有一種好像很困難的刻板印象。知道更多相關知識，好像落入「那個不能不吃」、「這個一定不能做」泥沼中，強迫自己該如何如何，相對也造成壓力。書裡的洋子小姐也有過這樣的狀況呢！

「養生」說到底就只是「人們為了健康充實的度過每一天所發展出來的知識與思考方式」。偶爾吃一次垃圾食物也不會突然變得不健康；一邊勉強自己吃著據說可以變得更健康的食物，也不會因此更健康。我並不希望人們只是被稱作「養生」的知識過度影響。

說到吃食，最好就是「吃得美味」「吃得開心」。我認為在不勉強自己的範圍內努力進行養生就可以了。如果這本書可以幫助到各位改善身體健康，沒有什麼比這更讓我高興了。

最後，要感謝為這本書盡心盡力的編輯，讓這本書可以順利出版的あさ出版社，還有購買這本書的讀者們，在此致上我最真誠的感謝。

漢方藥劑師　杉山卓也

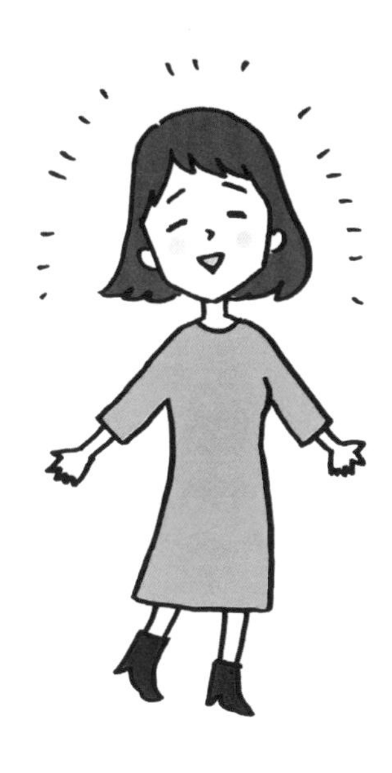

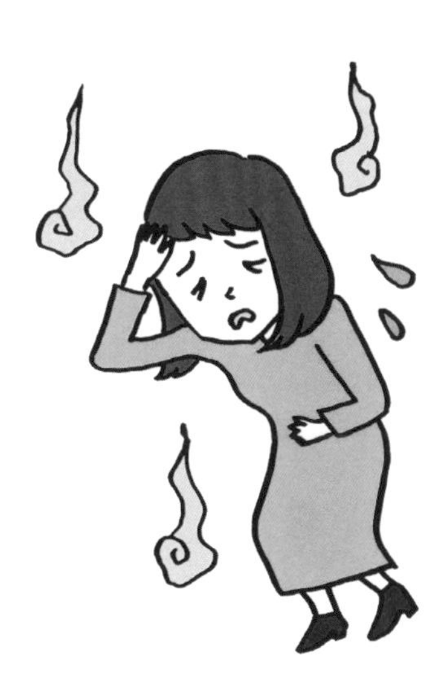

FUCHO GA KIERU TABEMONO JITEN by Takuya Sugiyama

Illustrated by KUJIRA

Original Japanese edition published by ASA Publishing Co., Ltd.

This Traditional Chinese edition published by arrangement with ASA Publishing Co., Ltd., Tokyo, through Keio Cultural Enterprise Co., Ltd.

不舒服，用吃的好得快：

跟著日本漢方藥劑師學 7 日懶人保養法，活得健康還能減齡享瘦

國家圖書館出版品預行編目 (CIP) 資料

不舒服，用吃的好得快：跟著日本漢方藥劑師學 7 日懶人保養法，活得健康還能減齡享瘦 / 杉山卓也著；曾家琦翻譯. -- 初版. -- 臺北市：風和文創事業有限公司, 2025.1　面；　公分

ISBN　978-626-98640-5-8(平裝)

1.CST: 食療 2.CST: 健康飲食 3.CST: 健康法

418.91　　113019700

作者　杉山卓也
插畫　くじら
審訂　林恭儀
翻譯　曾家琦
總經理暨總編輯　李亦榛
特助　鄭澤琪
副總編輯　張艾湘
封面設計　黃綉雅
版面構成與編排　黃綉雅

出版公司　風和文創事業有限公司
地址　台北市大安區光復南路 692 巷 24 號 1 樓
電話　02-27550888
傳真　02-27007373
Email　sh240@sweethometw.com
網址　www.sweethometw.com.tw

IESG

台灣版 SH 美化家庭出版授權方
凌速姊妹（集團）有限公司
In Express-Sisters Group Limited

公司地址　香港九龍荔枝角長沙灣道 883 號億利工業中心 3 樓 12-15 室
董事總經理　梁中本
Email　cp.leung@iesg.com.hk
網址　www.iesg.com.hk

總經銷　聯合發行股份有限公司
地址　新北市新店區寶橋路 235 巷 6 弄 6 號 2 樓
電話　02-29178022

印製　晨暄有限公司
定價　新台幣 420 元
出版日期　2025 年 1 月初版一刷